하루 10분
통증이
사라지는

# 모스틱
## 자세 운동

하루 10분
통증이 사라지는
**모스틱 자세 운동**

**초판 1쇄 발행** 2022년 12월 13일
**초판 3쇄 발행** 2023년 8월 7일

**지은이** 김승현
**발행처** 이너북
**발행인** 이선이

**편 집** 김지혜
**디자인** 이유진
**마케팅** 김 집
**촬 영** 김유단

**등 록** 2004년 4월 26일 제2004-000100호
**주 소** 서울특별시 마포구 백범로 13 신촌르메이에르타운Ⅱ 305-2호(노고산동)
**전 화** 02-323-9477 | **팩스** 02-323-2074
**E-mail** innerbook@naver.com
**블로그** http://blog.naver.com/innerbook
**포스트** post.naver.com/innerbook
**인스타그램** @innerbook_

**이너북 Life** 이너북출판사의 건강책 브랜드입니다.

하루 10분
통증이
사라지는

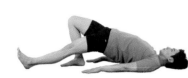

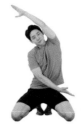

# 모스틱
# 자세 운동

**김승현** 지음

이너북 Life
INNERBOOK

이 책은 잘못된 자세로 인해 고통받는 사람을 위해 만들어졌다. 만약, 당신의 자세가 삐뚤고, 통증을 느낀 적이 있다면, 당신에겐 이 책이 필요하다.

병원에서 시술을 받거나, 마사지를 받는 것은 문제의 본질을 해결하지 못한다. 이런 일시적인 방식으로 해결한 통증은 다시 발생하며, 잡혔던 자세도 다시 틀어진다. 본질적인 해결은 운동을 통해서만 가능하다. 그런데 어떤 운동을 해야 하는 걸까? 이 질문의 해답을 이 책에 모두 담았다.

이 책은 총 네 파트로 구성된다.

part 1에서는 '바른 자세로 살기 위한 최소한의 지식'을 소개한다. 바른 자세가 무엇인지, 왜 자세는 망가지는지, 어떻게 자세를 회복할 수 있는지를 설명한다. 전문적인 용어를 최대한 배제하고 쉽게 써놓았다. 인생을 살아가는 데 꼭 필요한 지식이니 반드시 읽어 보길 바란다.

part 2에서는 '당신의 문제를 해결해 줄 모스틱 프로그램'을 소개한다. 10만 명이 넘는 사람들에게, 평소에 어떤 신체 문제를 겪는지 설문하였다. 그중 가장 빈번한 20가지 문제를 선별하였고, 그 해결책을 이 책에 담았다.

part 3에서는 '생활의 질을 향상하는 모스틱 프로그램'을 소개한다. 아침에 활력을 북돋우는, 밤에 잠이 잘 오게 하는, 하체와 상체를 모두 풀어 주는, 사무실에 앉아서 할 수 있는, 다양한 모스틱을 소개한다. 운동이 삶을 얼마나 바꿀 수 있는지 몸소 체험하게 될 것이다.

part 4에서는 '30일 바른 자세 프로젝트'를 소개한다. 월요일부터 금요일까지, 일주일 모스틱 프로그램이 담겨 있다. 이 프로그램을 한 달간 꾸준히 한다면 누구나 바른 자세를 가질 수 있다.

동작의 이해를 돕기 위해 동영상을 제작하였다. 책에 담겨 있는 QR코드를 스마트폰 카메라로 비추면 운동 영상을 볼 수 있다. 책의 설명을 먼저 읽고, 영상을 보며 운동을 따라 하라. 머리로 배우고 몸으로 익힌 것은 평생 내 것이 된다.

운동하는 데 시간을 쓰지 않으면, 병원 다니는 데 시간을 쓰게 된다. 당장, 이 책을 펴고, 읽고, 따라 하라. 운동하는 데 시간을 써라. 모스틱에 시간을 써라. 아프지 않은 당신을 상상하라. 바른 자세가 된 당신을 상상하라. 당신의 상상은 현실이 된다.

김승현(모스틱 자세연구소 대표)

**졸업을 앞둔 한의대생 구독자 Jason Ji**　　　체형 교정에 있어서 가장 중요한 것은 부분이 아니라 전체를 보는 것이라고 생각합니다. 인체의 여러 근육들은 유기적인 상호작용을 통해 움직임을 만들어내기 때문입니다. 예를 들어 어깨가 아프면 어깨뿐 아니라 목과 견갑대 등에 발생한 문제들을 동시에 해결해 줘야 합니다. 다리가 아프면 허리를 동시에 봐야 하죠. 그러나 일반인들이 그러한 문제를 스스로 진단하고 자신에게 맞는 운동을 찾기란 대단히 어렵습니다. 저 역시 이런 점에 있어 기존의 운동 서적들에 항상 갈증을 느껴왔습니다. 좀 더 간단하고 어렵지 않으면서도, 가장 중요한 명제인 '전체를 보는 것'에 부합하는 운동, 혹은 그러한 서적들이 있을까 하고요. 그런 점에서 모스틱은 체형 교정의 본질을 꿰뚫으면서도 일반인들이 직관적으로 쉽게 따라 할 수 있는 운동입니다. 모스틱을 알게 된 후 저의 갈증은 완전히 해소되었습니다. 모스틱의 단순함 이면에 담긴 정교함에 정말 많이 감탄했습니다. 모스틱이라는 운동법, 운동 서적을 만들어 주셔서 정말 감사드립니다.

**견갑골/허리 통증이 사라진 h90437**　　　매주 다른 동작으로 운동을 올려주시는 꾸준함과 열정 덕분에 저는 건강을 얻었습니다. 고질병이던 견갑골 통증, 허리 통증으로 문의 드릴 때마다 친절하게 답해 주시고 응원까지 해주셨습니다. 10분 남짓 짧은 시간이지만 꾸준히 운동한 결과 통증은 현저히 줄었고 모스틱을 하는 날과 하지 않은 날은 차이가 뚜렷했습니다. 지금은 좋아하는 동작을 다 익혀 이불 위에서도 자동으로 자세가 나옵니다. 귀찮아하지 마세요. 귀찮으셔도 이건 꼭 하세요! 시간이 절대 아깝지 않았습니다. 모두 건강할 때 모스틱을 했으면 좋겠어요! 모스틱이 일상이 될 때까지 주변에 알리고 추천하겠습니다.

**디스크 환자 bonnie_living**        아침에 침대에서 내려오려면 시간이 엄청 오래 걸렸었어요. 디스크가 문제였는데요. MRI에서 보이는 디스크 상태보다 통증이 정말 심했어요. 시술하거나 주사 치료할 정도는 아니라는 진단 아래 근육 이완제만 처방받아 심할 때마다 약을 먹고 지냈었거든요. 그러다 우연히 알게 된 모스틱은 제게 한 줄기 빛이었습니다. 아픈 허리는 골반을 바로 잡아야 된다는 영상을 보고 '딱 일주일만 따라 해보자' 하는 마음으로 하루에 한두 번씩 운동했는데 효과는 대박!!! 그동안 도수치료에, 진통제 먹고 파스로 연명했던 제 일상이 완전히 달라졌네요. 허리가 좋아지는 데 사나흘밖에 안 걸린 것 같아요. 너무 신나서 다른 여러 가지 운동도 따라 하고 있는데 가족들도 신기하다고 느낄 정도로 제 건강이 확실히 좋아졌어요. 모스틱 원장님께 진심, 진심으로 감사드려요. 책 내신다는 얘기에 이렇게 짧은 글로나마 은혜를 갚고 싶어 이 책을 추천하게 되었습니다.

**장시간 서서 일하는 mayyyyy_1210**        오래 서서 하는 일을 하다 보니 다리며 허리며 어깨 등등 안 아픈 곳이 없을 정도로 근육통에 시달렸어요. 거기에 갱년기까지 겹치고 코로나 때문에 헬스장 가는 것도 망설여지고 물론 병원 치료도 받고 있지만 전 근본적인 문제를 해결하고 싶었습니다. 모스틱에서 올려주는 게시물을 꼼꼼히 저장했다가 제게 맞는 운동들을 찾아 매일 20-30분씩 저를 위한 운동을 처음으로 시작했습니다. 효과는 말모~말모~♡ 운동의 필요성과 습관을 길러준 모스틱! 제게 너무 소중하고 애정합니다.

**요가보다 모스틱이 더 좋은 trilinguist09**　　　　　제 손목을 구해 주셨어요. 요가 할 때 손목이 아파 강사님께 '몇몇 동작은 힘드네요'라고 여러 차례 이야기했는데 그때마다 해결책은 없고 '단련하세요' 소리만 들었습니다. 그러다가 모스틱 손목 운동편 보고 몇 번 해보니 정말 손목 통증이 줄어들더라고요. 물론 손목 단련?하는 방법들이 있다고 하던데 요가 강사님께는 구체적으로 들은 바가 없답니다. 아무런 비용 발생 없이 좋은 동작 많이 알려주시는 그 수고에 너무 감사드립니다~ 해드릴 수 있는 게 좋아요 누르는 것밖에 없다 보니 감사한 마음 짧은 글로 남기며 추천합니다.

**모스틱으로 희망을 찾은 iogja226**　　　　　파킨슨 진단으로 절망적일 때 만난 모스틱은 희망 한 조각이었습니다. 자세 한 동작 한 동작 따라 하면서 변해 가는 제 몸을 느꼈습니다. 감사합니다.

contents

## Part 1  바른 자세로 살기 위한 최소한의 지식

## Part 2 당신의 문제를 해결해 줄 모스틱 프로그램

# Part 3

## 생활의 질을 향상하는 모스틱 프로그램

# Part 4

## 30일 바른 자세 프로젝트

# Part
# 1

# 바른 자세로 살기 위한
# 최소한의 지식

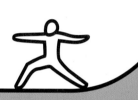

'바른 자세'란 무엇인지, 왜 자세는 망가지는 것인지, 어떻게 자세를 회복할 수 있는지를

쉽게 설명했다. 인생을 살아가는 데 꼭 필요한 지식이니 모스틱 운동을 시작하기 전에

꼭 읽어 보길 바란다.

## ① 바른 자세란 무엇인가?

뼈와 뼈가 만나는 부분을 관절이라 한다. 뼈와 뼈가 최대로 접촉해 있는 상태를 관절이 중심화되었다고 말한다. 관절이 틀어지지 않고 잘 접촉해 있는 상태를 뜻한다. 나의 모든 관절이 중심화되었다면 나는 바른 자세로 있는 것이다. 반대로 관절이 중심화되지 않고 틀어져 있다면 나쁜 자세로 있는 것이다.

관절 중심화는 겉에 있는 큰 근육이 아니라, 속에 있는 작은 근육에 의해 결정된다. 관절 가까이에 붙어 있는 속 근육이 관절이 틀어지지 않고 중심화될 수 있도록 잡아준다. 이런 이유로 속 근육을 '자세 유지근(자세가 유지되도록 잡아주는 근육)'이라 부르기도 한다.

속 근육에 의해 관절이 중심화되면 움직이기도 좋다. 중심화된 관절의 움직임은 편안하고, 수월하며, 아프지 않다. 그래서 관절이 중심화된 바른 자세는 보기에 좋을 뿐만 아니라 움직임도 잘한다.

## ② 똑같은 자세는 없다

두 명의 사람이 있다. 두 사람 모두 관절이 중심화되어 자세가 바르다. 그렇다면 이 두 사람의 자세는 똑같을까? 절대 그렇지 않다. 그 이유는 사람마다 뼈 모양이 다르기 때문이다. 사람마다 뼈 모양이 달라서, 두 사람 모두 관절이 중심화되어도 겉으로 보이는 자세는 다르다. 이런 이유로 단순히 서 있는 자세만 보고서 좋은 자세인지, 아닌지 구분하는 것은 매우 어려운 일이다.

심지어 개인조차 왼쪽과 오른쪽의 뼈 모양이 다르다. 왼쪽과 오른쪽의 골반 각도가 서로 다르고, 왼쪽과 오른쪽의 흉곽 너비가 서로 다르다. 인간이라면 누구나 자연스러운 비대칭을 가지고 있다. 이 때문에 좌우 대칭을 비교하는 것도 자세를 판단하는 기준이 될 수 없다.

자세를 판단하는 가장 정확한 방법은 움직여 보는 것이다. 앞서 중심화된 관절은 잘 움직인다고 했다. 따라서 관절을 움직여 보았을 때 편안하고 수월하다면 그 관절은 중심화되어 있다고 볼 수 있다.

만약 어깨를 움직이는 게 매우 편안하고 수월하다면, 좌우 어깨 높이가 비대칭이더라도 바른 자세다. 이와 반대로 어깨를 움직이는 게 불편하고 자유롭지 못하다면, 좌우 어깨 높이가 정확한 대칭이라 할지라도 잘못된 자세다.

이처럼 모든 사람에겐 나에게 맞는 자세가 따로 있다. 이러한 개인차를 무시하고 단순히 꼿꼿한 척추, 좌우 대칭을 기준으로 자세를 교정하면 부작용이 생길 수 있다. 그러므로 반드시 올바른 방법을 통해 나에게 맞는 자세를 찾아야 한다.

## ③ 자세는 왜 망가질까?

자세는 움직이지 않아서 망가진다. 움직이지 않으면 근육이 줄고 뼈의 밀도가 낮아지는 등 신체의 모든 기능이 떨어진다. 그런데 가장 큰 문제는 뇌의 기능이 떨어지는 데 있다.

뇌는 온몸을 조절하는 컨트롤 타워다. 뇌가 명령을 내리면 근육은 명령을 따른다. 뇌가 속 근육에 명령을 내려 관절이 중심화되게 하고, 그로 인해 바른 자세를 취하게 된다. 뇌가 사장님이면 근육은 부하 직원인 것이다.

회사가 제대로 운영되려면 사장이 올바른 명령을 내려야 한다. 사장이 올바른 명령을 내리려면 현재 회사의 상황을 제대로 알고 있어야 한다. 그래서 사장은 명령을 내리기 전에 보고를 받는다. 보고를 통해 현재 회사의 상태를 인식하고 그에 맞춰 적절한 명령을 내린다.

몸도 마찬가지다. 몸이 제대로 작동하려면 뇌가 올바른 명령을 내려야 한다. 뇌가 올바른 명령을 내리려면 현재 내 몸의 상태를 제대로 알고 있어야 한다. 그러려면 현재 몸 상태에 대한 보고를 받아야 하는데, 그 보고를 움직임을 통해서 받는다. 몸을 움직이면 뇌로 감각 신호가 전달되는데, 뇌는 이 신호를 통해 현재 몸 상태를 인식한다. 그리고 그에 맞춰 적절한 명령을 내린다.

그런데 몸을 움직이지 않으면 뇌로 들어가는 신호가 줄어든다. 그러면 뇌는 현재 몸 상태를 제대로 인식하지 못하게 되므로 잘못된 명령을 내린다. 잘못된 명령으로 인해 관절은 중심화되지 못하고 틀어진다. 그렇게 자세가 망가진다.

## ④ 자세가 망가지면 몸과 마음도 망가진다

자세가 망가지면 몸에만 문제가 생기는 게 아니다. 몸과 마음 모두 문제가 생긴다.

### 몸에 생기는 문제
◆ 중심화되지 않은 관절은 접촉면이 좁아 부하를 분산시키지 못한다. 그럼 한쪽으로

과도한 스트레스가 누적되면서 통증이나 질환이 생길 수 있다. 전형적인 예가 X자 다리다. X자 다리는 무릎 관절이 중심화되지 못하고 틀어져 있다. 그로 인해 무릎 바깥쪽과 안쪽 인대에 스트레스가 누적된다.

◆ 관절은 중심화되어 움직일 때 가장 편안하고, 통증이 없으며, 수월하다. 반대로 중심화되지 못한 관절은 움직이기 불편하고, 통증이 생기며, 힘이 많이 든다. 중심화되지 못한 움직임을 계속하면 관절에 스트레스가 누적된다. 스트레스의 누적은 또 다른 통증을 만들며, 질환이 생기는 원인이 된다.

## 마음에 생기는 문제

◆ 연구에 의하면 구부정한 자세는 우울하고, 부정적인 기억을 떠오르게 한다고 한다. 그뿐만 아니라 더 소극적이고, 통증을 크게 느끼며, 스트레스에 취약하고, 도전 의식을 줄어들게 만든다. 반대로 바른 자세는 긍정적이고 활기찬 기억을 떠오르게 한다. 더욱더 적극적이고, 통증에 덜 민감하게 반응하며, 스트레스를 잘 견디고, 주어진 과제에 도전적으로 맞서게 해준다.

◆ **뇌 속의 움직임을 조절하는 부분과 감정을 조절하는 부분은 서로 연결되어 있다. 이러한 이유로 몸을 조절하는 능력이 떨어지면 감정을 조절하는 능력도 떨어질 수 있다.** 연구에 의하면 **뇌의 움직임 조절 기능이 저하되면 충동조절장애, 도박중독이 야기될 수 있다**고 한다. 반대로 **몸을 조절하는 능력을 향상하면 감정을 조절하는 능력도 향상될 수 있다.**

## ⑤ 나에게 맞는 바른 자세를 찾는 법

그렇다면 바른 자세는 어떻게 만들 수 있을까? 간단하다. 움직이면 된다. 자주 움직이고, 다양하게 움직이고, 올바르게 움직여야 한다(움직이는 방법은 뒤쪽에서 자세히 배울 수 있다). 움직임을 통해 뇌에 신호를 계속 전달해야 한다. 이 신호를 통해 뇌는 신체의 상태를 정확하게 인식할 수 있다. 이로써 뇌가 신체를 조절하는 능력도 회복된다. 그러면 관절이 중심화되면서 자연스럽게 바른 자세가 된다.

그러나 요즘 유행하는 자세 교정 운동은 자연스럽지 않은 잘못된 방식으로 이뤄진다. 특정 근육만을 늘리거나 줄이는 방식이다. 예를 들어 거북목을 교정하기 위해 가슴 근육은 늘리고, 등 근육은 줄이는 식이다. 또 다른 예는 골반을 교정하기 위해 장요근은 늘리고, 엉덩이 근육은 줄이는 식이다. 이런 방식으로는 개인에게 맞는 올바른 자세를 찾을 수 없다. 오히려 나에게 맞지 않은 자세로 변형되어 부작용이 생길 수 있다.

나에게 맞는 자세는 뇌가 알고 있다. 뇌가 스스로 바른 자세를 찾을 수 있도록 뇌에 신호를 계속 보내야 한다. 신호를 보내려면 움직여야 한다. 자주 움직이고, 다양하게 움직이고, 올바르게 움직여야 한다.


## ⑥ 자세는 잘 먹어야 회복된다

자세가 회복되려면 잘 먹어야 한다. 운동 후 몸과 뇌가 성장하려면 영양분이 필요한데, 우리는 영양분을 음식을 통해 얻는다. 따라서 아무리 운동을 열심히 해도 먹지 않으면 자세는 회복되지 않는다.

음식을 먹을 땐 질과 양이 중요하다. 좋은 음식을 적당히 먹어야 한다. 영양소가 골고루 들어 있는 깨끗한 식단을 너무 적지도, 많지도 않게 먹어야 한다.

## ⑦ 자세는 잘 때 회복된다

자세가 회복되려면 잘 자야 한다. 자는 동안 근육이 회복되며 재형성된다. 잠을 잘 때 뇌 속의 독성물질이 없어지며 뇌의 기능이 향상된다. 바른 자세는 운동할 때 촉진되고, 잠을 잘 때 완성된다.

우리 사회는 잠에 인색하다. 잠 안 자고 일하는 사람은 대단한 사람으로, 충분히 자는 사람은 게으른 사람으로 치부한다. 이런 사회적 인식과는 다르게 수면 부족은 건강에 큰 악영향을 끼친다(물론 필요 이상으로 자는 것도 문제가 된다. 적당히 자야 한다).

수면이 부족하면 면역 기능이 저하되어 병에 쉽게 걸린다. 고혈압과 당뇨가 생길 확률이 높아진다. 뚱뚱해진다. 인지 기능이 저하되어 치매 위험률이 높아진다. 우울하고 불안해진다. 수면 부족은 건강과 관련된 모든 면에 부정적인 영향을 끼친다.

그렇기에 잘 자야 한다. 바른 자세로 건강한 인생을 살기 위해 충분히 자라. 잠이 보약이다.

## ⑧ 환경이 나를 결정한다

과거 사람들과 비교하면 현대 사람들은 훨씬 안 움직인다. 왜일까? 현대 사람들이 더

게을러서일까? 아니다. 환경이 바뀌었기 때문이다.

과거에는 살아남기 위해 계속 움직여야 했다. 걸어서 이동하고, 사냥하고, 나무에 오르는 등 삶 자체가 움직임이었다. 그러나 지금은 다르다. 몸을 반드시 움직이지 않아도 사는 데 문제가 없다. 걷는 대신 차를 타고, 온종일 앉아서 일한다. 먹을 것을 구하기 위해 나무에 오를 필요도 없다. 오히려 오래 앉아서 일할수록 돈을 더 많이 번다. 움직이지 않아도 되는 환경에 사는 것이다.

인간은 누구나 환경에 영향을 받는다. 움직이지 않아도 되는 환경 속에선 움직이지 않게 된다. 그러므로 자신을 변화시키고 싶다면 환경을 바꿔야 한다. 환경을 바꾸는 대표적인 방법은 세 가지가 있다. 사람, 시간, 공간을 바꾸는 것이다.

**사람을 바꾼다** : 내가 만나는 사람들은 나에게 영향을 끼친다. 내가 자주 만나는 사람들이 운동하지 않고, 자극적인 음식을 자주 먹으며, 건강하지 못한 생활을 한다면 나도 그렇게 된다. 반대로 꾸준히 운동하고, 건강한 식사를 하며, 활기찬 생활을 하는 사람들과 자주 만나면 나 또한 그렇게 된다. 내가 되고 싶은 모습이 있다면, 이미 그 모습을 하고 있는 사람들을 만나라. 그럼 당신도 그렇게 될 것이다.

**시간을 바꾼다** : 직장인은 보통 퇴근 후에 운동하려고 한다. 그런데 퇴근 후 운동은 여간 어려운 일이 아니다. 체력적으로 힘들 뿐만 아니라, 회식이나 약속 등 다른 일정에 밀려 운동하지 않게 된다. 그러므로 아침이나 점심시간에 규칙적으로 운동하는 게 좋다. 대단한 운동을 하라는 게 아니다. 하루에 10분만 꾸준히, 다양하게 움직이면 누구나 바른 자세가 될 수 있다(유튜브 '모스틱 자세연구소'에서 바른 자세 만드는 10분 운동을 배울 수 있다. 다양한 영상이 있으니 매일 다른 영상을 보며 따라 하라. 당신에게 큰 도움이 될 것이다).

10분 일찍 자면 10분 일찍 일어날 수 있다. 나를 바꾸기 위해 그 정도 노력은 당연하다.

**공간을 바꾼다 :** 침대가 있는 곳에선 눕게 된다. 의자가 있는 곳에선 앉게 된다. 움직이려면 나를 움직이게 만드는 공간으로 가야 한다. 일단 방에서 나와라. 무작정 헬스장에 가라. 넷플릭스를 보더라도 헬스장 자전거 위에서 봐라. 헬스장이 싫다면 공원에 가라. 유튜브를 보더라도 걸으면서 봐라. 움직일 수밖에 없는 공간에 나를 놔두면 자동으로 움직이게 된다.

나는 위의 세 가지 방법 중 사람을 바꾸는 방법을 가장 추천한다. 인간은 사회적 동물이라 사람의 영향을 가장 크게 받는다. 내가 끊고 싶은 습관이 있다면, 그 습관을 유발하는 사람부터 끊어야 한다. 반대로 새롭게 들이고 싶은 습관이 있다면, 그 습관을 지닌 사람을 사귀어야 한다.

## ⑨ 모스틱 하라

나는 이 책을 통해 당신에게 다양한 운동을 알려줄 것이다.

이 운동들을 '**모스틱**(MOSTIC)' 이라고 부른다. 모스틱은 내가 만든 단어다. 관절의 가동성을 뜻하는 **mobility**, 관절의 안정성을 뜻하는 **stability**, 훈련을 뜻하는 **gymnastic**의 합성어다. 이름에서 보여지듯 모스틱은 '관절이 부드럽고, 안정적으로 움직이도록 만드는 훈련'이다. 모스틱을 꾸준히 따라 하면 당신의 관절은 중심화되며 바른 자세가 될 것이다.

# ⑩ 모스틱 7원칙

모스틱의 효과를 최대로 높이려면 다음 7원칙을 지켜야 한다.

## 1. 집중하라

운동할 때 내 몸에 집중하라. 나의 움직임이 부드럽고, 통증이 없으며, 편안해지는 느낌을 느껴라. 뇌는 기능 향상에 도움이 된다고 느끼면 더 빨리 학습한다. 따라서 운동하는 동안 긍정적인 신체 느낌을 느껴야 더 빨리 바른 자세가 될 수 있다. 다른 생각은 잠시 접어 두고 내 몸에 집중하라.

## 2. 천천히 부드럽게 움직여라

천천히 부드럽게 움직이면 속 근육이 사용된다. 속 근육이 발달해야 관절이 중심화되어 바른 자세가 될 수 있다. 또한, 느리고 부드러운 움직임은 뇌에 많은 신호를 공급한다. 이로 인해 뇌의 기능도 향상된다.

## 3. 아프지 않게 움직여라

운동 중 통증이 생긴다면 더 천천히, 더 작게 움직여라. 통증을 계속 느끼면서 움직이면 통증 민감도가 올라갈 수 있다. 그럼 통증을 더욱 잘 느끼게 된다. 그러므로 통증이 없는 범위에서 천천히 움직여라. 신체가 적응하면 범위를 조금씩 늘려가라.

## 4. 골고루 움직여라

뇌는 다양한 움직임과 다양한 과제를 통해 훈련된다. 스쿼트는 좋은 운동이지만 그것만 계속하면 스쿼트를 제외한 다른 움직임 능력이 저하된다. 스쿼트를 열 번 하는 것보다, 열 가지 다른 방식으로 앉았다 일어나는 게 더욱 효과적이다. 이 책에선 굉장히 다양한 움직임 방법을 소개한다. 모두 따라 한다면 당신의 몸과 뇌는 엄청난 향상을 경험할 것이다.

### 5. 즐겁게 움직여라

당신의 운동 목적은 바른 자세를 만드는 것이다. 올림픽에 나가는 게 아니다. 그러므로 훈련하듯 운동할 필요가 없다. 놀듯이 즐겁게 해도 된다. 놀이는 뇌유래신경영양인자를 활성화하여 신경 성장을 촉진한다고 한다. 놀듯이 운동해야 뇌가 빨리 성장한다는 뜻이다.

### 6. 실수하라

뇌는 실수를 통해 성장한다. 다양하게 움직이고, 다양하게 실수하는 과정에서 나에게 맞는 움직임을 찾는다. 따라서 실수하지 않으면 성장하지도 못한다. 실수를 부끄러워하지 마라. 어제보다 나아지지 못하는 것을 부끄러워하라. 오늘 실수하면 내일은 오늘보다 나아진다.

### 7. 꾸준하라

한 번의 운동으로 자세는 절대 개선되지 않는다. 바른 자세가 되려면 꾸준한 노력이 필요하다. 꾸준한 노력을 통해 바른 자세가 되어도, 운동을 그만두면 자세는 다시 틀어진다. 그러므로 사는 동안 운동은 계속해야 한다. 꾸준함은 인생의 진리다.

# Part
# 2

# 당신의 문제를 해결해 줄
# 모스틱 프로그램

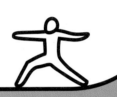

우리가 살면서 흔히 겪는, 잘못된 자세로 인한 통증을 사라지게 하는 동작들을 소개한

다. 통증을 느끼는 부위에 따른 운동을 꾸준히 하다 보면 자세가 좋아지는 것은 물론,

어느새 통증이 사라져 있을 것이다.

# 1 목이 뭉치고
# 두통까지 있어요

뒷목이 뭉친 것처럼 뻐근할 때가 있다. 곧 나아지겠지 생각하지만, 점점 더 아프다. 이젠 뒷목뿐 아니라 머리까지 아프다. 결국 다른 일은 할 수 없을 정도의 만성 두통이 자리잡는다. 요즘 이런 일을 겪는 사람이 부쩍 많아졌다.

왜 뒷목이 뭉치면 머리가 아픈 걸까?

뒷목 근육은 머리와 어깨를 연결한다. 뒷목 근육이 목에만 붙어 있는 게 아니라, 머리와 어깨에 걸쳐 붙어 있다는 뜻이다. 따라서 뒷목 근육에 문제가 생기면 머리와 어깨까지 영향을 받는다.

이런 경우 뒷목 근육을 바르게 움직여 기능을 회복해야 한다. 바른 움직임을 통해 뒷목 근육의 기능이 회복되면 뭉침과 두통도 자연스레 줄어든다.

지금부터 뒷목 근육을 바르게 움직이는 운동을 함께 해보자.

함 께 하 면 좋 은 운 동
**3. 거북목, 일자목 교정이 필요해요/뒷목이 볼록 튀어나왔어요**(버섯 증후군)의 운동을 먼저 따라 한 후 지금부터 알려주는 운동을 하라. 효과가 더 높아진다.

# 팔 올리며 목 회전하기

**효과** 목과 어깨 근육을 바르게 움직여 움직임 기능을 회복한다.

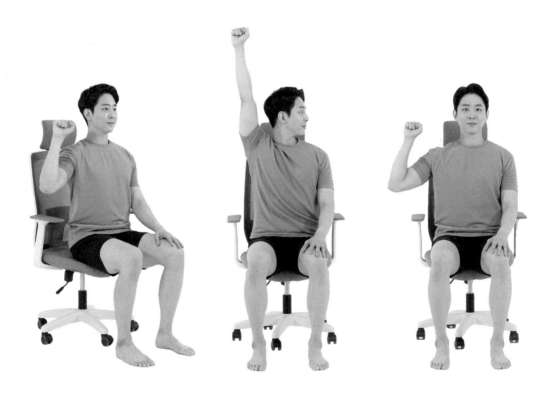

1 의자 앞쪽에 바른 자세로 앉는다.
2 한쪽 팔을 귀 옆에 든다.
3 팔을 위로 올리며 머리를 회전하고, 팔을 내리며
  시작 자세로 돌아온다.

- 팔을 올릴 때 호흡 내쉬고, 내릴 때 마신다.
- 이 동작을 한쪽당 8회 반복한다.

# 주머니 쳐다보며 팔 올리기

**효과** 목과 어깨 근육의 유착을 해소하여 부드러운 움직임을 만든다.

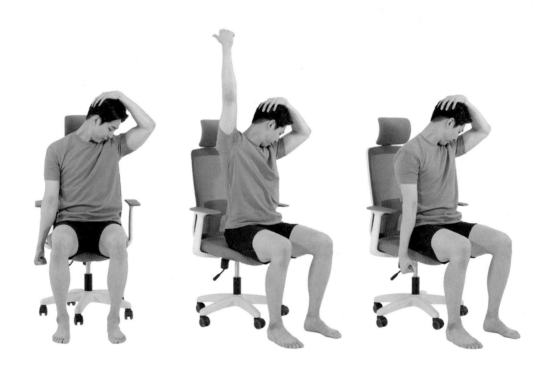

1    의자 앞쪽에 바른 자세로 앉는다.
2    머리를 숙여 왼쪽 주머니를 본다.
3    왼손으로 머리를 지그시 누른다.

4    오른팔을 펴고, 엄지손가락도 편다.
5    오른팔을 부드럽게 올렸다 내린다.

•    팔을 올릴 때 호흡을 내쉬고, 내릴 때 마신다.
•    이 동작을 한쪽당 8회 반복한다.

# 머리 뒤로 팔 넘기고 목 회전하기

**효과** 목의 회전 움직임을 부드럽게 만든다.

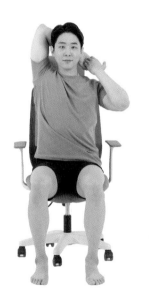 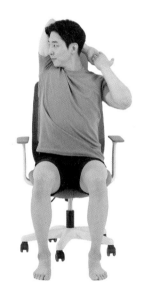 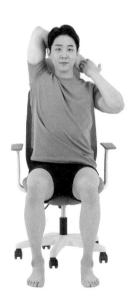

1    의자 앞쪽에 바르게 앉는다.

2    오른팔을 머리 뒤로 넘긴다.

3    양손을 맞잡아 오른팔이 움직이지 않도록 고정한다.

4    머리를 오른팔에 기댄 상태에서 오른쪽을 쳐다보며 머리를 회전한 후 시작 자세로 돌아온다.

•    머리를 회전할 때 호흡 내쉬고, 시작 자세로 돌아올 때 호흡 마신다.

•    이 동작을 한쪽당 8회 반복한다.

## 2 목디스크인데 어떤 운동을 해야 하나요?

병원에서 목디스크를 판정받으면 겁이 난다. 운동을 하라고 하는데 어떤 운동을 해야 할지 몰라 답답하다. 이제 겁먹을 필요 없다. 답답해할 필요 없다. 내가 당신을 위해 좋은 운동을 준비했다.

간단한 실험을 해보겠다. 거북목이 된 듯이 등을 구부려 보라. 그 상태에서 고개를 들어 천장을 보라. 고개를 들기 힘들고, 목에 통증이 생길 것이다. 이제 허리를 펴고 반듯한 자세를 취하라. 그 상태에서 고개를 들어 천장을 보라. 고개를 들기 편하고, 통증도 없을 것이다.

목과 등은 함께 움직인다. 목과 등이 힘을 합쳐 움직임을 만드는 것이다. 그런데 등이 뻣뻣해져 움직임을 도와주지 못하면, 목은 혼자서 움직임을 만들어야 한다. 등과 함께 만들던 움직임을 목 혼자 만들다 보니 목에 스트레스가 누적된다. 이로 인해 목디스크와 같은 질환이 생긴다.

따라서 목디스크 운동의 핵심은 목과 등이 다시 함께 움직일 수 있도록 하는 것이다. 운동을 통해 목과 등의 움직임을 회복하면 목에 쌓이던 스트레스가 없어지며 다시 편안한 상태가 된다.

지금부터 당신의 목을 편안하게 해줄 운동을 소개한다.

함 께 하 면 좋 은 운 동

**7. 등이 굽고 뻐근해요**(굽은 등)의 운동을 먼저 하고 지금부터 알려주는 운동을 하라. 효과가 더 높아진다.

# 바르게 누워 목 회전하기

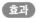 목 주위의 속 근육 기능을 향상한다.

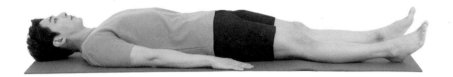

1    천장을 보고 편안하게 눕는다.

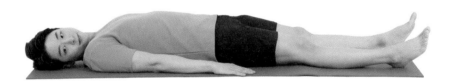

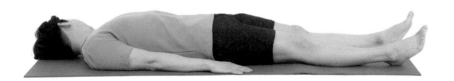

2    편안하게 호흡하며 머리를 좌우로 부드럽게 회전한다.

•    이 동작을 왕복 8회 반복한다.

# 팔꿈치 벌리고 천장 보기

**효과** 팔꿈치 벌리는 동작을 통해 등의 움직임을 향상하여, 목과 등이 함께 움직이도록 돕는다.

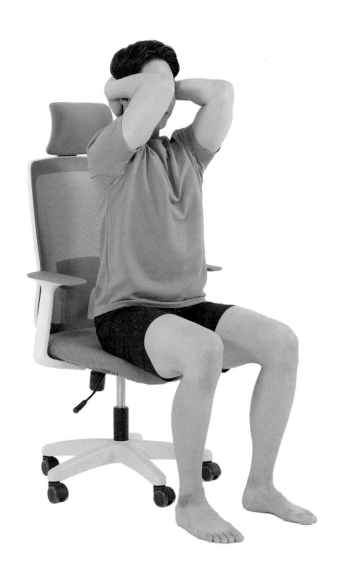

1     의자 앞쪽에 바른 자세로 앉는다.
2     손깍지를 끼고 뒤통수에 댄다.

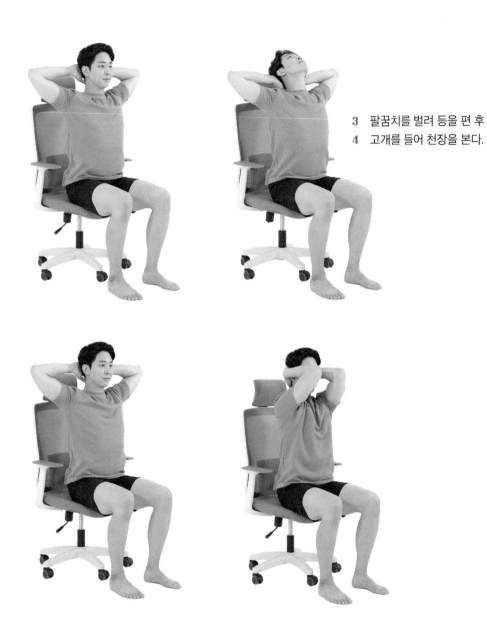

3 팔꿈치를 벌려 등을 편 후

4 고개를 들어 천장을 본다.

5 다시 고개를 내려 정면을 바라본 후, 팔꿈치를 닫아 시작 자세로 돌아온다.

• 편안하고 자연스럽게 호흡한다.

• 이 동작을 8회 반복한다.

# 팔 벌리고 올리며 천장 보기 (의자)

 목, 등, 어깨의 협응 움직임을 향상한다.

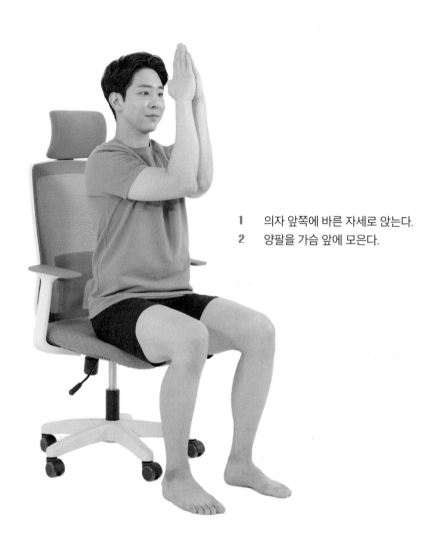

1     의자 앞쪽에 바른 자세로 앉는다.
2     양팔을 가슴 앞에 모은다.

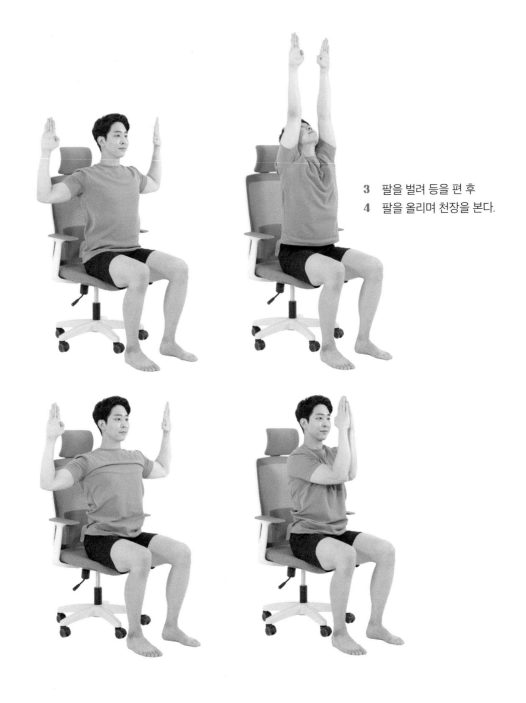

3 팔을 벌려 등을 편 후
4 팔을 올리며 천장을 본다.

5 다시 팔을 내리며 정면을 본 후
6 팔을 모으며 시작 자세로 돌아온다.

• 편안하고 자연스럽게 호흡한다.
• 이 동작을 8회 반복한다.

# 목 회전하며 엄지손가락 쳐다보기(의자)

 등과 목이 함께 회전하는 능력을 향상한다.

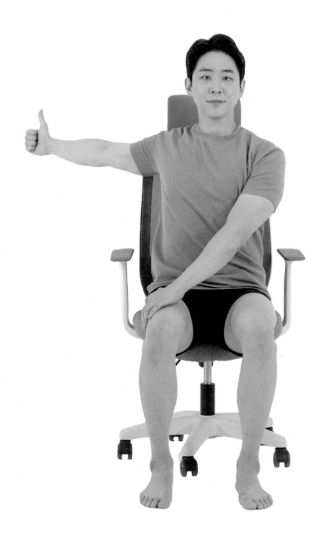

1 　의자 앞쪽에 바른 자세로 앉는다.
2 　오른팔을 들어 뒤쪽으로 보내고, 엄지를 편다.
3 　왼손으로 다리가 돌아가지 않게 막아준다.

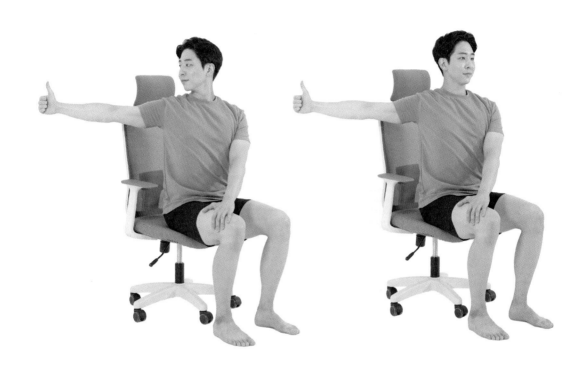

4       머리를 회전하여 엄지손가락을 바라본 후 시작 자세로 돌아온다.

- 머리를 회전할 때 호흡을 내쉬고, 시작 자세로 돌아오며 마신다.
- 이 동작을 한쪽당 8회 반복한다.

# 3 거북목, 일자목 교정이 필요해요 / 뒷목이 볼록 튀어나왔어요

## (버섯 증후군)

거북이처럼 목이 앞으로 나온 걸 거북목이라 한다. 목뼈의 커브가 줄어들어 1자 모양이 된 것을 일자목이라 한다. 거북목이 심해져 뒷목이 볼록 튀어나온 것을 버섯 증후군이라 한다.

위 문제 모두 목 주위의 움직임 기능이 저하되며 발생한다. 제대로 움직이지 않으니 자세가 망가진 것이다. 따라서 이 문제들을 해결하려면 목 주위의 움직임 기능을 향상해야 한다. 앞서 말했듯 바른 움직임을 계속하면 뇌로 신호가 들어가고, 뇌는 그 신호를 통해 몸을 바른 자세로 만든다. 바르게 움직이면 바른 자세가 된다.

지금부터 목 주위를 바르게 움직이는 방법을 알아보겠다.

---

**함 께 하 면 좋 은 운 동**

**7. 등이 굽고 뻐근해요**(굽은 등)의 운동을 먼저 하고 지금부터 알려주는 운동을 하라. 효과가 더 높아진다.

# 팔 뒤쪽으로 회전하며 천장 보기

 목 주위의 협응 움직임을 향상한다.

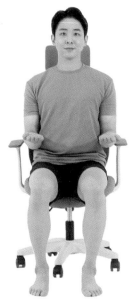

1 의자 앞쪽에 바르게 앉는다.
2 손바닥이 천장을 향하게 팔을 든다.

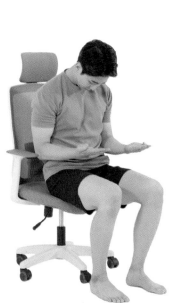

3 팔을 뒤쪽으로 회전하며 천장을 본다
(이때 날개뼈가 조여지도록 가슴을 편다).
4 다시 팔을 모으며 배꼽을 본다
(이때 등을 동그랗게 말아준다).

- 천장을 볼 때 호흡을 마시고, 배꼽을 볼 때 내쉰다.
- 이 동작을 8회 반복한다.

# 팔 당기며 천장 보기

**효과** 목 주위의 협응 움직임을 향상한다.

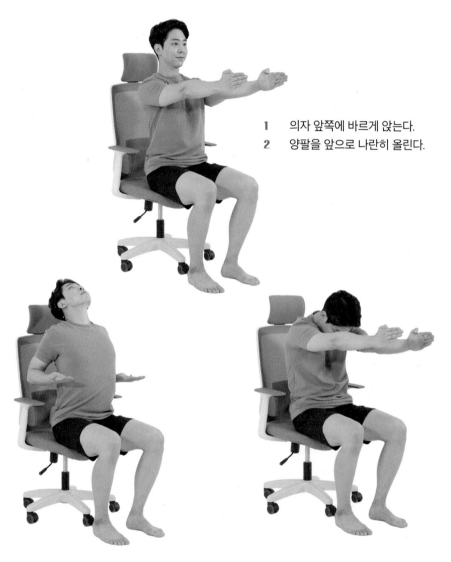

1 의자 앞쪽에 바르게 앉는다.
2 양팔을 앞으로 나란히 올린다.

3 손바닥이 위쪽을 향하도록 팔을 당기며 천장을 본다
(이때 날개뼈가 조여지도록 가슴을 편다).

4 다시 앞으로 나란히 하며 배꼽을 본다
(이때 등을 동그랗게 말아준다).

• 천장을 볼 때 호흡을 마시고, 배꼽을 볼 때 내쉰다.

• 이 동작을 8회 반복한다.

# 무릎 고정하고 팔꿈치 뒤로 찌르기

 목, 등, 어깨의 협응 움직임을 향상한다.

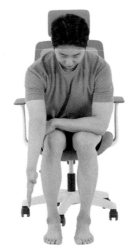

1 의자 앞쪽에 앉아 상체를 숙인다.
2 왼손으로 다리를 잡아 돌아가지 않게 고정한다.
3 오른손을 앞으로 뻗는다.

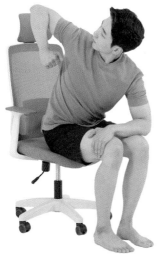

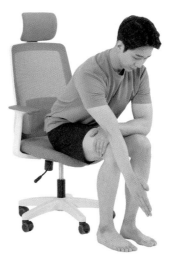

4 주먹을 쥐면서 오른쪽 팔꿈치로 뒤쪽을 찌르듯 움직인다
   (이때 다리가 돌아가지 않도록 왼손으로 다리를 고정한다).
5 다시 팔을 앞으로 뻗으며 시작 자세로 돌아온다.

• 팔꿈치로 뒤쪽을 찌를 때 호흡을 내쉬고, 시작 자세로 돌아오며 마신다.
• 이 동작을 한쪽당 8회 반복한다.

# 팔 앞쪽으로 뻗으며 몸통 회전하기

 팔의 움직임을 이용해 몸통의 회전 기능을 향상한다.

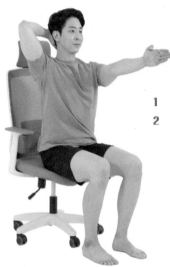

**1** 의자 앞쪽에 바른 자세로 앉는다.
**2** 오른손을 뒤통수에 대고,
　　왼손은 앞으로 뻗는다.

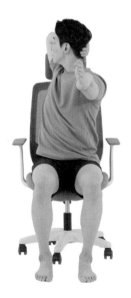 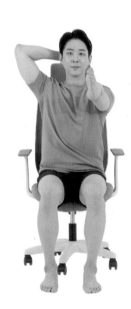

**3** 오른 팔꿈치를 뒤쪽으로 보내며 등을 회전한다
　　(이때 왼팔을 앞쪽으로 뻗어 주어 회전력을 높인다).
**4** 다시 시작 자세로 돌아온다.

• 회전할 때 호흡 내쉬고, 시작 자세로 돌아올 때 마신다.
• 이 동작을 한쪽당 8회 반복한다.

# 4  어깨가 말려요
## (라운드 숄더)

　　어깨가 앞쪽으로 둥글게 말려 있는 자세를 '라운드 숄더'라고 한다. 이 자세는 위축돼 보일 뿐만 아니라, 어깨 관절의 중심화를 무너트린다. 중심화가 무너지면 통증과 질환이 생길 수 있다. 그런데 어깨는 갑자기 왜 말리게 된 걸까? 등이 굽었기 때문이다.

　　이해를 돕기 위해 몸으로 체험해보자. 거북목이 된 것처럼 등을 굽혀보자. 등을 굽혔을 뿐인데 어깨도 함께 말릴 것이다. 그 상태에서 어깨만 펴기 위해 노력해 보라. 굉장히 힘들 것이다. 등이 굽은 상태에선 어깨를 펼 수 없다.

　　반대로 등을 펴고 바른 자세를 취해보자. 등만 폈을 뿐인데 어깨도 함께 펴질 것이다. 그 상태에서 어깨만 둥글게 말아보라. 굉장히 힘들 것이다. 등이 펴진 상태에선 어깨를 말 수 없다.

　　이처럼 라운드 숄더는 등이 굽으면서 발생한다. 따라서 라운드 숄더를 교정하기 위해 단순히 어깨만 펴서는 안 된다. 원인 부위인 등과 함께 어깨를 움직여야만 바른 자세를 찾을 수 있다.

　　지금부터 등과 어깨를 바르게 움직여보자.

**함 께 하 면 좋 은 운 동**

**7. 등이 굽고 뻐근해요**(굽은 등)의 운동을 먼저 하고 지금부터 알려주는 운동을 하라. 효과가 더 높아진다.

# 옆으로 누워 등 회전하기

효과 등, 어깨, 목의 협응 움직임을 통해 바른 자세를 만든다.

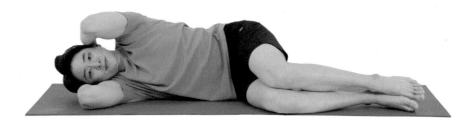

1    옆으로 누워 고관절과 무릎을 90도로 구부린다.
2    손깍지를 끼고 뒤통수에 댄다.

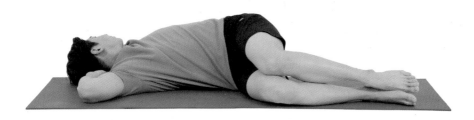

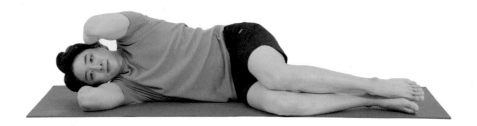

3    위쪽 팔꿈치를 뒤로 보내며 등을 돌렸다가 시작 자세로 돌아온다.

•    아래쪽 팔꿈치가 바닥에서 들리지 않도록, 무릎 사이가 벌어지지 않도록 주의한다.
•    뒤쪽으로 회전할 때 호흡 내쉬고, 시작 자세로 돌아오며 마신다.
•    이 동작을 한쪽당 8회 반복한다.

# 의자 뒤쪽 잡고 어깨 펴기

**효과** 등, 어깨, 목의 협응 움직임을 통해 바른 자세를 만든다.

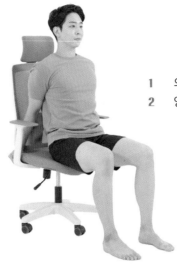

1 의자 앞쪽에 앉는다.
2 양손으로 의자의 엉덩이 받침 뒤쪽을 잡는다.

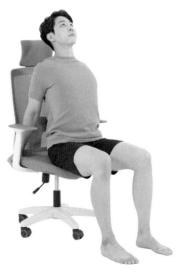

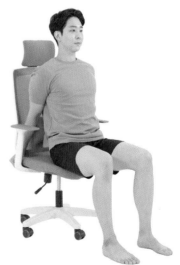

3 어깨를 뒤로 모으며, 고개를 들어 위쪽을 본다
(이때 날개뼈가 조이도록 가슴을 편다).

4 다시 시작 자세로 돌아온다.

• 위쪽을 보며 호흡 마시고, 시작 자세로 돌아오며 내쉰다.
• 이 동작을 8회 반복한다.

# 팔 옆으로 뻗으며 어깨 펴기

**효과** 어깨 관절을 다양하게 움직여 관절이 중심화되도록 한다.

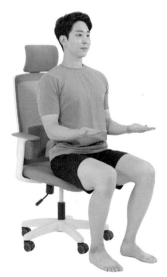

1    의자 앞쪽에 바른 자세로 앉는다.
2    손바닥이 위쪽을 향하도록 팔을 든다.

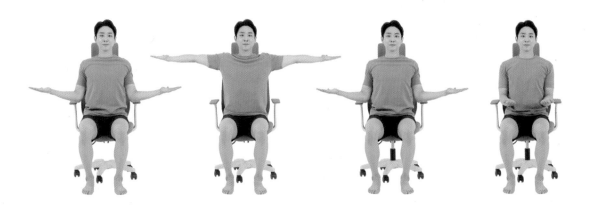

3    팔을 뒤쪽으로 회전하여 가슴을 편 후
     (이때 날개뼈가 조이도록 가슴을 편다.)
4    양팔이 옆으로 길어진다는 느낌으로 뻗는다.

5    동작을 역순하여 시작 자세로 돌아온다.

- 자연스럽고 편안하게 호흡한다.
- 이 동작을 8회 반복한다.

# 5. 승모근이 자주 뭉쳐요 / 승모근을 줄이고 싶어요 / 어깨 높이가 비대칭이에요

어깨 뒤쪽엔 견갑골이라는 뼈가 있다. 흔히 날개뼈라고 부른다. 이 날개뼈가 중력에 의해 아래로 떨어지지 않도록 잡아주는 근육이 승모근이다. 그래서 승모근은 어깨 건강에 매우 중요하다.

온종일 날개뼈를 잡고 있어야 하는 승모근은 충분한 힘이 필요하다. 그런데 운동을 하지 않아 승모근에 힘이 부족해지면, 날개뼈를 억지로라도 붙잡기 위해 승모근은 뭉치고, 붓는다. 이로 인해 어깨가 솟아오른 것처럼 보이거나, 양쪽 어깨 높이가 비대칭이 된다.

이런 일이 생기면 마사지를 받거나, 보톡스를 맞는데 이런 처치는 원인을 해결하지 못한다. 승모근에 힘이 부족한 것이 원인이므로, 운동을 통해 승모근의 힘을 회복해야 한다. 승모근에 힘이 충분해지면 승모근은 다시 부드러워지고, 부기가 빠지며, 틀어진 어깨 높이도 회복된다.

간혹 승모근 운동을 조금만 해도 어깨가 과하게 솟아오를 거라고 생각하는데, 이는 잘못된 생각이다. 어깨가 솟아오를 정도로 승모근이 커지려면 매우 높은 강도의 운동을 꾸준히 해야 한다. 그러나 지금부터 알려줄 운동은 승모근의 크기를 발달시키기에는 부하가 한참 적다. 그러므로 안심하고 따라 해도 좋다.

# 어깨 으쓱 올렸다 내리기

**효과** 승모근을 효과적으로 수축-이완하여 편안하게 만든다.

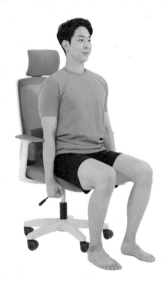

1  의자 앞쪽에 바른 자세로 앉는다.

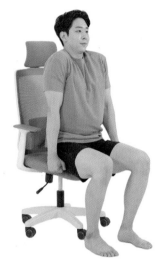

2  어깨를 앞쪽으로 으쓱 올린 후 뒤쪽으로 회전하며 내린다(어깨를 내릴 때 날개뼈가 조이도록 가슴을 펴준다).

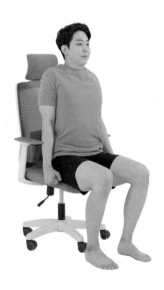

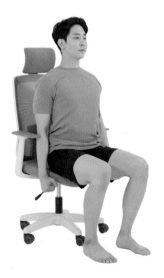

- 어깨를 올릴 때 호흡 마시고, 내릴 때 내쉰다.
- 이 동작을 8회 반복한다.

# 팔 내리며 목 회전하기

**효과** 승모근을 효과적으로 수축-이완하여 부드럽게 만든다.

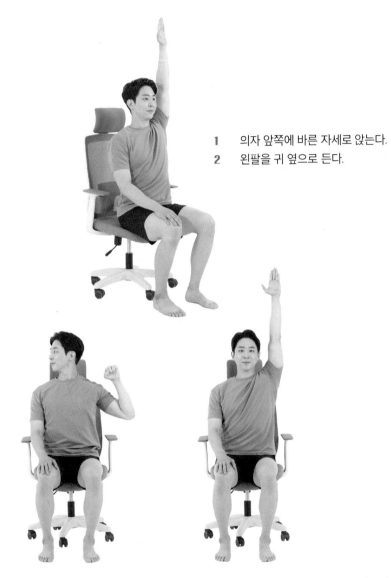

1    의자 앞쪽에 바른 자세로 앉는다.
2    왼팔을 귀 옆으로 든다.

3    팔을 내리며 오른쪽으로 머리를 회전한 뒤 다시 팔을 올리며 시작 자세로 돌아온다.

- 머리를 회전할 때 호흡 내쉬고, 시작 자세로 돌아오며 마신다.
- 이 동작을 한쪽당 8회 반복한다.

# 주머니 쳐다보고 목 회전하기

**효과** 승모근과 주변 근육의 엉킴을 풀어준다.

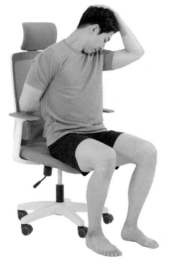

**1** 의자 앞쪽에 바른 자세로 앉는다.

**2** 왼쪽 주머니를 쳐다보고, 왼쪽 손바닥을 정수리에 댄다(손으로 머리를 과도하게 누르지 않는다. 손바닥은 머리를 돌릴 때 축 역할을 한다).

**3** 뒷짐 지듯 오른팔을 허리 뒤에 둔다.

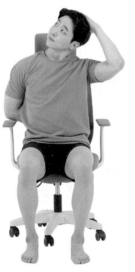
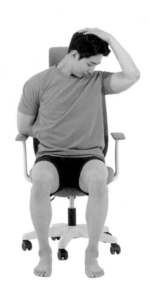

**4** 정수리에 댄 왼쪽 손바닥을 축으로 하여 머리를 오른쪽으로 돌린다.

- 머리를 돌릴 때 호흡 내쉬고, 시작 자세로 돌아오며 마신다.
- 이 동작을 한쪽당 8회 반복한다.

# 어깨 으쓱 올리고 팔 내리기

**효과** 승모근의 힘을 회복하여 올바른 어깨 정렬을 만든다.

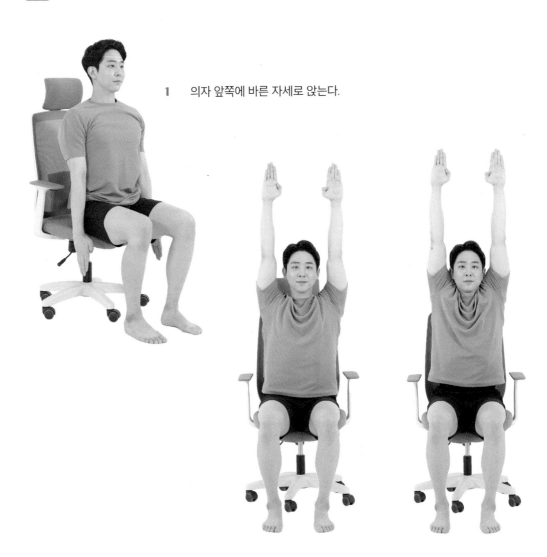

1     의자 앞쪽에 바른 자세로 앉는다.

2     양팔을 귀 옆으로 올린 뒤 어깨를 으쓱 올린다.

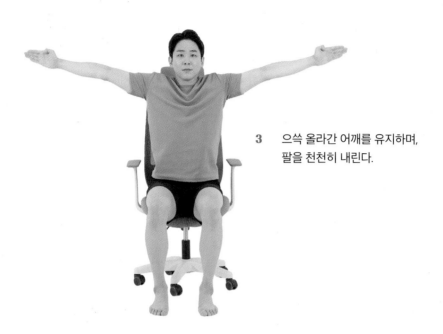

3   으쓱 올라간 어깨를 유지하며,
    팔을 천천히 내린다.

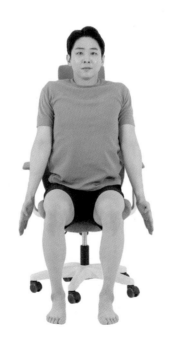
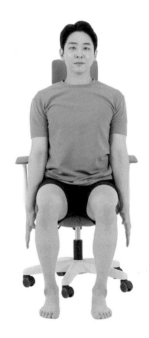

4   팔을 모두 내린 뒤 어깨도 내려
    시작 자세로 돌아온다.

•   자유롭고 편안하게 호흡한다.
•   이 동작을 8회 반복한다.

# 6 어깨가 아프고 (회전근개 문제), 팔이 안 올라가요 (오십견)

    팔을 움직이기 힘들어서 병원에 가면 오십견이나 회전근개에 문제가 있다는 말을 듣는다.

    어깨에 문제가 생기면 신체 다른 곳으로 문제가 번진다. 예를 들어 위쪽에 있는 물건을 꺼낼 때 팔을 들어 올릴 수 없으니 허리를 과도하게 꺾게 된다. 이런 일이 반복되면 허리에 스트레스가 누적되며 통증이나 질환이 생길 수 있다. 우리 몸은 모두 연결되어 있어서 어느 한 곳에 문제가 생기면 다른 곳으로 문제가 번진다.

    어깨 문제를 해결하기 위해서는 어깨 속 근육인 회전근개 운동을 해야 한다. 회전근개를 단순히 강화하는 게 아니라, 회전근개가 어깨 관절의 움직임을 제대로 조절할 수 있도록 훈련해야 한다. 그래야 어깨 관절이 중심화되며 바른 정렬이 되고, 바른 움직임이 일어난다.

    이번 챕터에서는 단순히 회전근개를 강화하는 운동이 아닌, 회전근개의 움직임 기능을 향상하는 운동을 알려줄 것이다.

    한 가지 주의할 점은 어깨는 다른 관절보다 운동의 효과가 더디다는 점이다. 운동을 해도 눈에 띄게 나아지지 않으니 운동 욕구가 줄어들게 된다. 그러나 시간이 걸리더라도 반드시 좋아진다. 그러니 조바심을 버리고 즐거운 마음으로 운동하길 바란다. 나도 모르는 사이에 어깨가 부드럽게 움직이고 있을 것이다.

**함 께 하 면 좋 은 운 동**

이번 운동을 한 후 **8. 날개뼈 주변이 쑤시고 아파요**의 운동을 추가로 하라. 효과가 더 높아진다.

# 팔꿈치 바닥에 대고 몸통으로 원 그리기

효과 회전근개를 활성화하여 어깨 움직임을 향상한다.

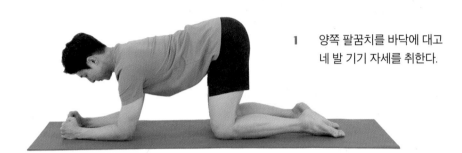

1 양쪽 팔꿈치를 바닥에 대고
네 발 기기 자세를 취한다.

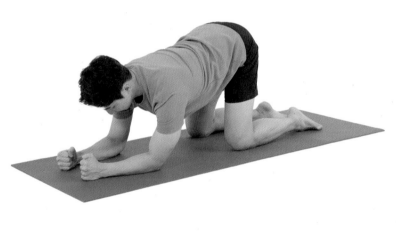

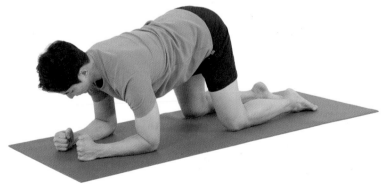

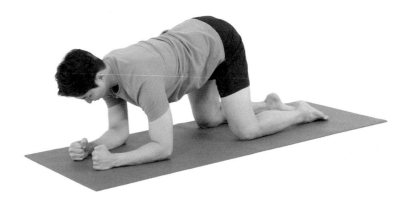

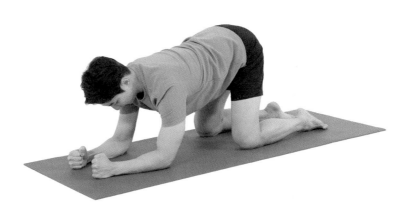

**2** 팔꿈치를 중심에 두고 몸통으로 원을 그리듯 움직인다.

- 호흡은 편안하고 자유롭게 한다.
- 한쪽당 8회씩 움직인다.

# 양쪽 겨드랑이 늘리기

효과 어깨 관절을 부드럽게 만들어 어깨 움직임을 향상한다.

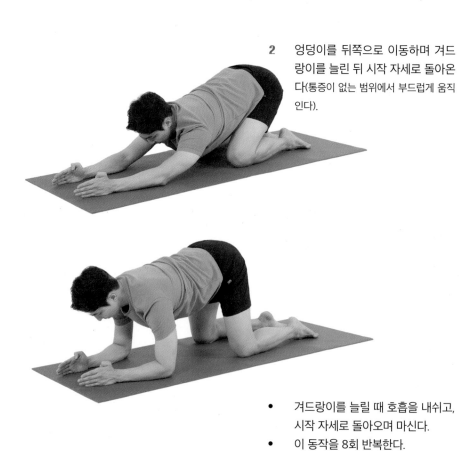

1 양쪽 팔꿈치를 바닥에 대고 네 발 자세를 취한다.

2 엉덩이를 뒤쪽으로 이동하며 겨드 랑이를 늘린 뒤 시작 자세로 돌아온 다(통증이 없는 범위에서 부드럽게 움직 인다).

- 겨드랑이를 늘릴 때 호흡을 내쉬고, 시작 자세로 돌아오며 마신다.
- 이 동작을 8회 반복한다.

# 한쪽 겨드랑이 늘리기

**효과** 어깨 관절을 부드럽게 만들어 어깨 움직임을 향상한다.

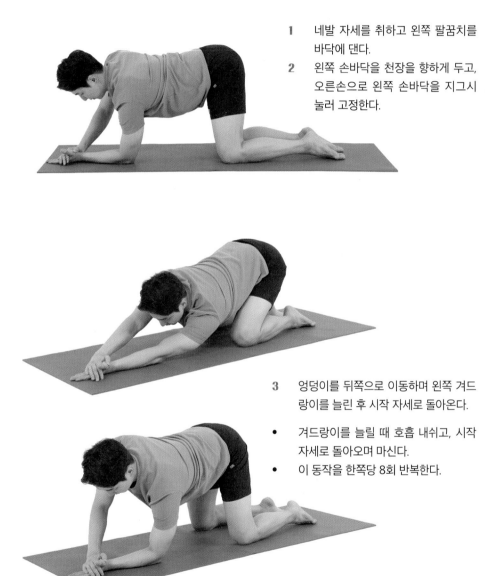

1 네발 자세를 취하고 왼쪽 팔꿈치를
바닥에 댄다.

2 왼쪽 손바닥을 천장을 향하게 두고,
오른손으로 왼쪽 손바닥을 지그시
눌러 고정한다.

3 엉덩이를 뒤쪽으로 이동하며 왼쪽 겨드
랑이를 늘린 후 시작 자세로 돌아온다.

• 겨드랑이를 늘릴 때 호흡 내쉬고, 시작
자세로 돌아오며 마신다.

• 이 동작을 한쪽당 8회 반복한다.

# 팔 올려 엄지 바닥에 닿기

효과 어깨의 움직임 조절 능력을 향상한다.

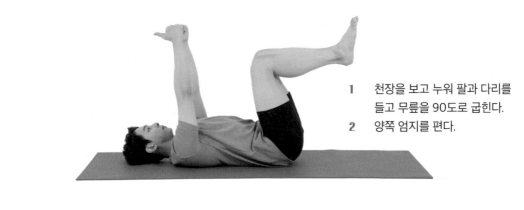

**1** 천장을 보고 누워 팔과 다리를 들고 무릎을 90도로 굽힌다.
**2** 양쪽 엄지를 편다.

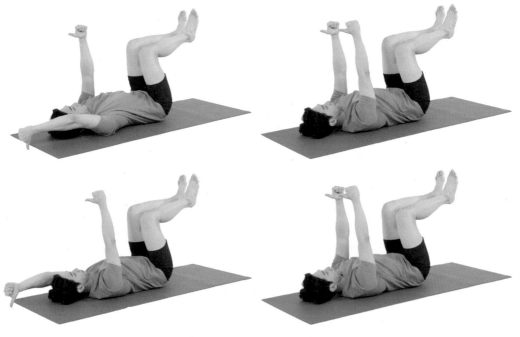

**3** 엄지손가락이 바닥에 닿도록 오른팔을 내렸
다 올린다(이때 허리가 바닥에서 뜨지 않도록 허
리로 바닥을 지그시 누른다).

- 반대쪽도 똑같이 한다.
- 팔을 내릴 때 호흡 내쉬고, 시작 자세로 돌아오며 마신다.
- 이 동작을 왕복 8회 반복한다.

# 7 등이 굽고 뻐근해요
## (굽은 등)

연속동작 　무릎 꿇기 힘들 경우

　　등은 상체 움직임의 기반이다. 어깨와 목을 안전하게 움직이려면 등의 움직임이 동반되어야 한다. 이제 무슨 말인지 몸으로 직접 느껴보자.

　　거북목이 된 듯이 등을 굽혀보자. 그 상태에서 팔을 올려보라. 잘 올라가지 않고, 힘들고, 아플 것이다. 이제 팔을 내려놓고 고개를 들어 천장을 보라. 머리가 잘 들리지 않고, 힘들고, 아플 것이다.
　　이제 등을 펴고 바르게 앉아보자. 마찬가지로 팔과 고개를 들어보라. 훨씬 수월하고, 편하며, 아프지 않을 것이다.

　　어깨와 목을 움직일 땐 등도 함께 움직여야 한다. 어깨와 목이 안전하게 움직일 수 있도록 등이 함께 움직이며 도와주는 것이다. 그런데 등이 굽으면 등의 움직임 기능이 저하된다. 그럼 등이 움직임을 도와주지 못하게 되면서 어깨와 목을 움직이는 게 힘들고, 불편하고, 아픈 것이다. 이런 비효율적인 움직임이 계속되면 어깨와 목에 스트레스가 쌓여 통증과 질환이 생길 수 있다. 그래서 굽은 등은 어깨와 목 문제의 원인이 된다.

　　등이 굽고, 어깨와 목에 불편함을 느낀다면 지금부터 알려주는 운동을 하라. 꾸준히 한다면 바른 자세가 되는 것은 물론이고, 어깨와 목을 움직이는 것도 편안해질 것이다.

# 명치 들어올리기

**효과** 등과 어깨의 움직임이 부드러워지고, 바른 자세를 만든다.

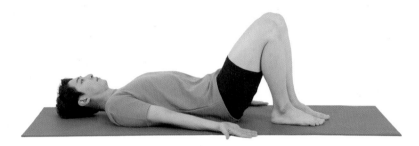

**1** 무릎을 세우고 눕는다.
**2** 손바닥이 천장을 향하도록 둔다.

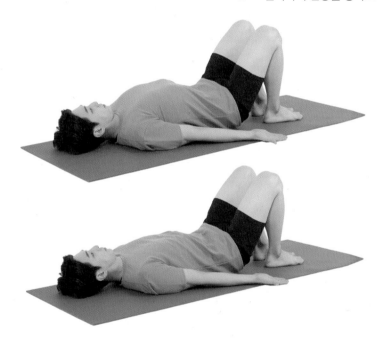

**3** 호흡을 마시며 명치를 천장 쪽으로 들어올린다(가슴이 펴지는 느낌).
**4** 호흡 내쉬며 자연스럽게 시작 자세로 돌아온다.

- 처음에는 명치를 움직이기가 어렵다. 연습을 통해 반드시 좋아질 수 있으니 포기하지 않는다.
- 이 동작을 8회 반복한다.

# 엎드려 상체 들어올리기

**효과** 등의 움직임 기능을 향상하여 바른 자세를 만든다.

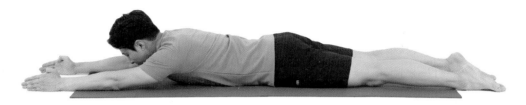

1    엎드려 누워 손날이 바닥에 닿도록 둔다.

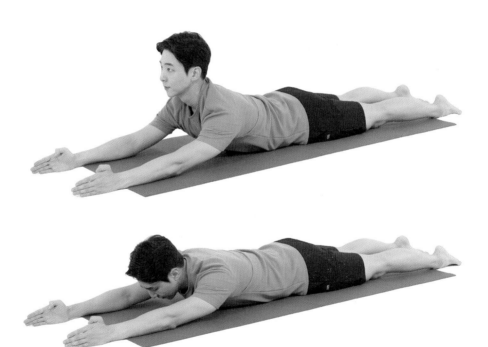

2    손날로 바닥을 누르며 상체를 올렸다 내린다(상체를 과하
     게 들어올리면 허리가 꺾여 위험하다. 허리가 꺾이지 않는 범위까
     지만 올린다).

•    상체 올릴 때 호흡 내쉬고, 시작 자세로 돌아오며 마신다.
•    이 동작을 8회 반복한다.

# 엎드려 팔다리 교차하며 상체 들어올리기

**효과** 신체 뒤쪽 근육의 기능을 향상하여 바른 자세를 만든다.

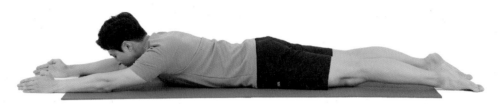

**1**　엎드려 누워 손날이 바닥에 닿도록 둔다.

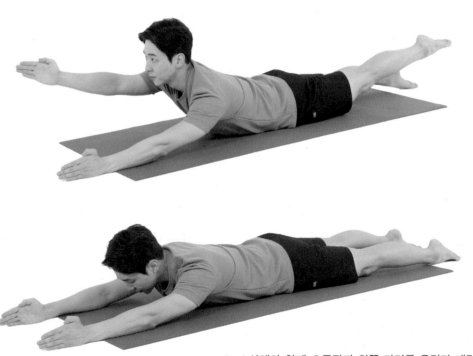

**2**　상체와 함께 오른팔과 왼쪽 다리를 올렸다 내린다
　　(과도하게 올리면 허리가 꺾일 수 있으니 무리 되지 않는 범
　　위까지만 올린다).

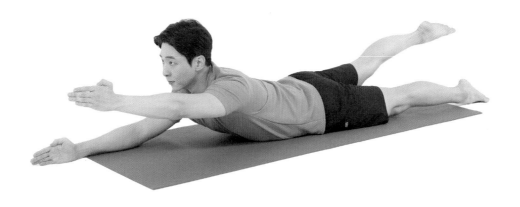

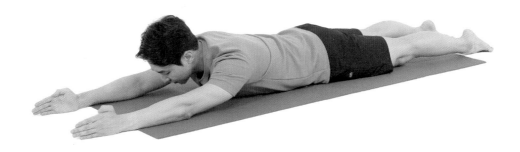

- 반대쪽도 똑같이 한다.
- 상체를 들어올릴 때 호흡 내쉬고, 시작 자세로 돌아오며 마신다.
- 이 동작을 왕복 8회 반복한다.

# 엎드려 상체 회전하며 들어올리기

**효과** 상체를 회전하는 근육의 기능을 향상하여 바른 자세를 만든다.

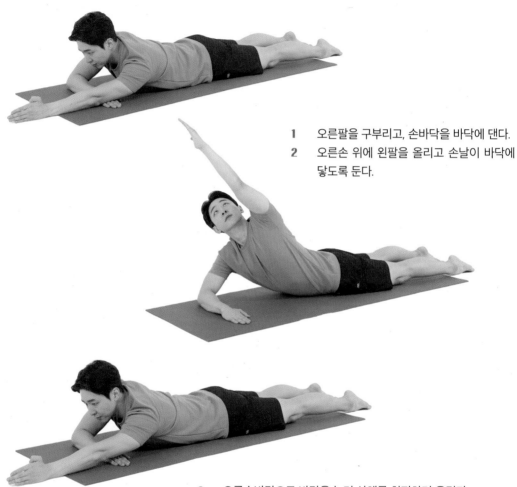

**1** 오른팔을 구부리고, 손바닥을 바닥에 댄다.

**2** 오른손 위에 왼팔을 올리고 손날이 바닥에 닿도록 둔다.

**3** 오른손바닥으로 바닥을 눌러 상체를 회전하며 올린다 (이때 왼팔을 위로 들어주어 등이 더욱 회전되도록 한다).

**4** 상체를 부드럽게 내리며 시작 자세로 돌아온다.

- 상체를 들어올릴 때 호흡 내쉬고, 시작 자세로 돌아오며 마신다.
- 이 동작을 한쪽당 8회 반복한다.

# 무릎 꿇고 등 굽혔다 펴기

**효과** 허리를 안전하게 보호하고, 등의 바른 정렬을 만든다.

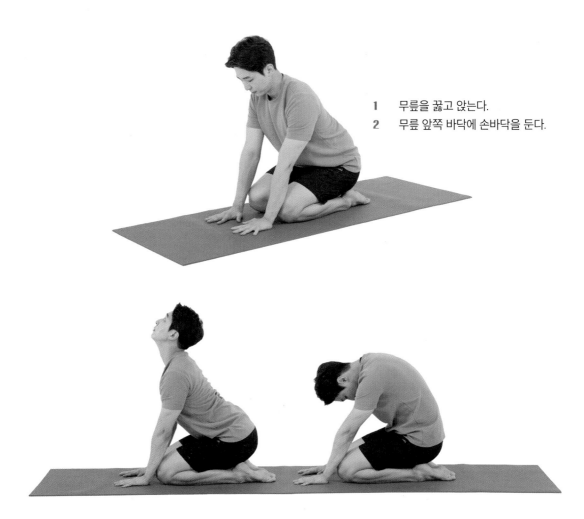

1 무릎을 꿇고 앉는다.
2 무릎 앞쪽 바닥에 손바닥을 둔다.

3 천장을 보며 등을 폈다가 배꼽을 보며 등을 말아준다.

- 천장을 볼 때 호흡 마시고, 배꼽을 볼 때 내쉰다.
- 이 동작을 8회 반복한다.

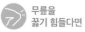
무릎을
꿇기 힘들다면

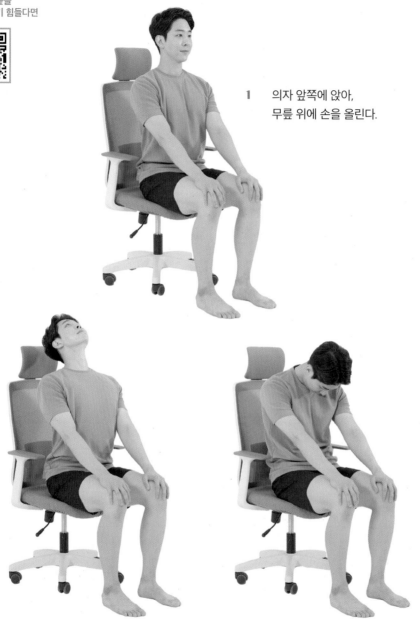

**1** 의자 앞쪽에 앉아,
무릎 위에 손을 올린다.

**2** 천장을 보며 등을 폈다가 배꼽을 보며 등을 말아준다.

- 천장을 볼 때 호흡 마시고, 배꼽 볼 때 호흡 내쉰다.
- 이 동작을 8회 반복한다.

# 무릎 꿇고 등 회전하기

**효과** 허리가 비틀리지 않게 보호하고, 등의 바른 정렬을 만든다.

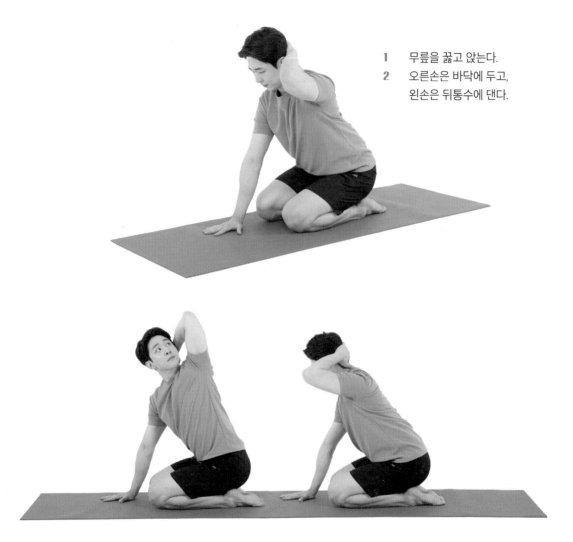

1    무릎을 꿇고 앉는다.
2    오른손은 바닥에 두고,
      왼손은 뒤통수에 댄다.

3    왼쪽 팔꿈치를 뒤쪽으로 보내며 등을 부드럽게 회전한 후
      시작 자세로 돌아온다.

•    등을 회전할 때 호흡 내쉬고, 시작 자세로 돌아올 때 마신다.
•    이 동작을 한쪽당 8회 반복한다.

무릎을
꿇기 힘들다면

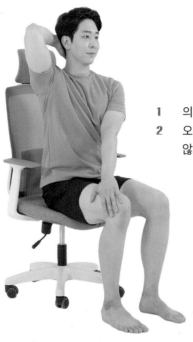

1   의자 앞쪽에 바른 자세로 앉는다.
2   오른손은 뒤통수에 대고, 왼손은 다리가 돌아가지
    않도록 막아준다.

3   오른쪽 팔꿈치를 뒤로 보내며 등을 부드
    럽게 돌렸다가 시작 자세로 돌아온다.

•   등을 회전할 때 호흡 내쉬고, 시작 자세로
    돌아올 때 마신다.
•   이 동작을 한쪽당 8회 반복한다.

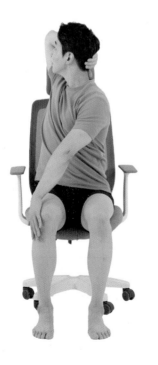

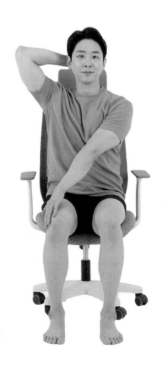

# 전완 가로로 두고 팔꿈치 위쪽으로 찌르기

**효과** 허리가 비틀리지 않게 보호하고, 등의 바른 정렬을 만든다.

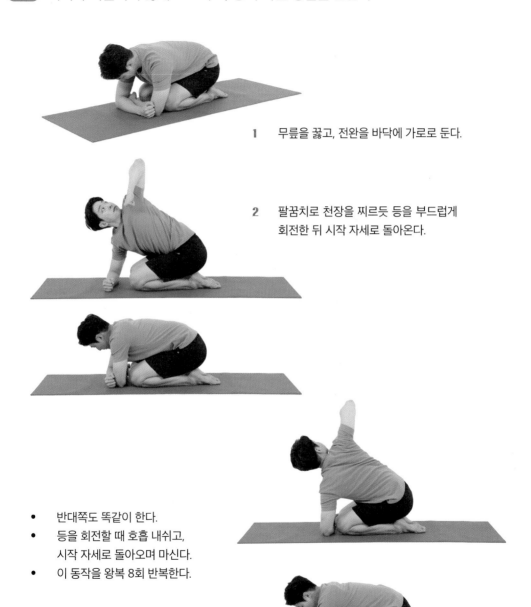

**1** 무릎을 꿇고, 전완을 바닥에 가로로 둔다.

**2** 팔꿈치로 천장을 찌르듯 등을 부드럽게
회전한 뒤 시작 자세로 돌아온다.

- 반대쪽도 똑같이 한다.
- 등을 회전할 때 호흡 내쉬고,
  시작 자세로 돌아오며 마신다.
- 이 동작을 왕복 8회 반복한다.

무릎을
꿇기 힘들다면

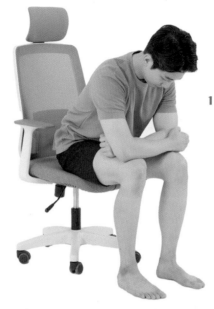

1    의자에 앉아 다리 위에 전완을
     가로로 둔다.

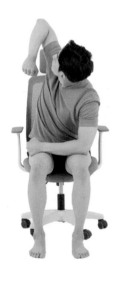 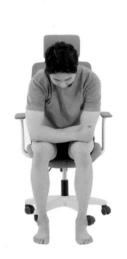 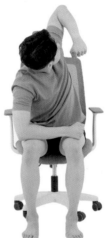 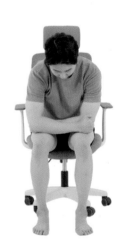

2    팔꿈치로 천장을 찌르듯 등을 부드럽게 회전한 후
     시작 자세로 돌아온다.

• 반대쪽도 똑같이 한다.
• 등을 회전할 때 호흡 내쉬고, 시작 자세로
  돌아오며 마신다.
• 이 동작을 왕복 8회 반복한다.

# 세 발 자세에서 팔꿈치 위쪽으로 찌르기

**효과** 전신의 협응 기능을 향상하여 바른 자세를 만든다.

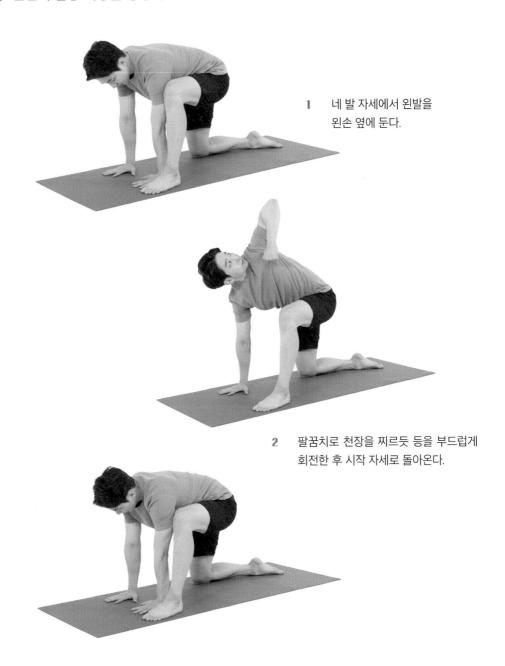

1 네 발 자세에서 왼발을 왼손 옆에 둔다.

2 팔꿈치로 천장을 찌르듯 등을 부드럽게 회전한 후 시작 자세로 돌아온다.

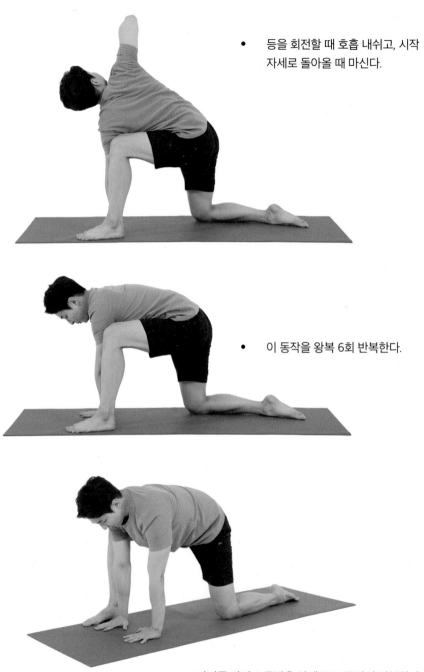

- 등을 회전할 때 호흡 내쉬고, 시작 자세로 돌아올 때 마신다.

- 이 동작을 왕복 6회 반복한다.

- 다리를 바꿔 오른발을 앞에 두고 똑같이 반복한다.

# 날개뼈 주변이 쑤시고 아파요

연속동작  무릎 꿇기 힘들 경우

어깨 뒤쪽에는 견갑골이라는 뼈가 있다. 뼈 모양이 날개 모양과 비슷하여 흔히 날개뼈라고 부른다.

날개뼈 관절은 일반적인 관절과 다르다. 일반적인 관절은 인대, 관절낭, 윤활액 등등 다양한 요소로 구성된다. 그러나 날개뼈 관절은 오직 근육으로만 구성된다. 이 때문에 날개뼈 관절은 특히나 근육의 기능이 중요하다.

만약 날개뼈 근육의 기능이 저하되면, 날개뼈 정렬에 문제가 생기며 어깨가 비대칭이 될 수 있다. 또한, 날개뼈의 움직임도 저하되어 어깨 전체를 움직이는 게 힘들고, 불편하며, 아플 수 있다.

이런 경우 날개뼈 근육 운동을 통해 문제를 개선할 수 있다. 다만, 단순히 날개뼈 근육을 강화하는 운동으로는 해결이 불가하다. 근육의 근력을 강화한다고 해서 근육의 기능이 회복되진 않기 때문이다. 본질적인 문제를 해결하기 위해선, 기능 향상에 초점을 맞춘 운동을 해야 한다.

이번 챕터에서는 날개뼈 근육의 기능을 향상하는 운동을 배울 것이다. 평소 날개뼈 주변이 쑤시고 아팠다면 이 운동들을 통해 회복될 수 있다.

---

함 께 하 면 좋 은 운 동

**6. 어깨가 아프고**(회전근개 문제)**, 팔이 안 올라가요**(오십견)의 운동을 먼저 한 후 지금부터 알려주는 운동을 하라. 효과가 더 높아진다.

# 네 발 자세에서 등 조였다 펼치기

**효과** 날개뼈 주변 근육의 기능을 향상하여 통증을 줄인다.

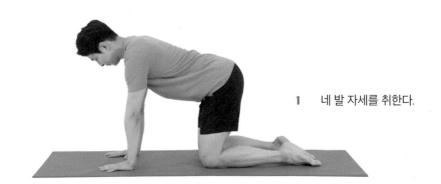

1    네 발 자세를 취한다.

2    날개뼈가 모이도록 등을 조였다가 날개뼈가
벌어지도록 등을 펼친다.

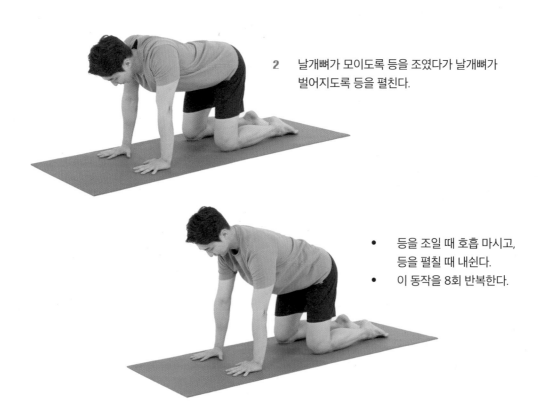

- 등을 조일 때 호흡 마시고,
  등을 펼칠 때 내쉰다.
- 이 동작을 8회 반복한다.

# 손으로 바닥 밀어 무릎 당기기

**효과** 날개뼈 주변 근육의 기능을 향상하여 통증을 줄인다.

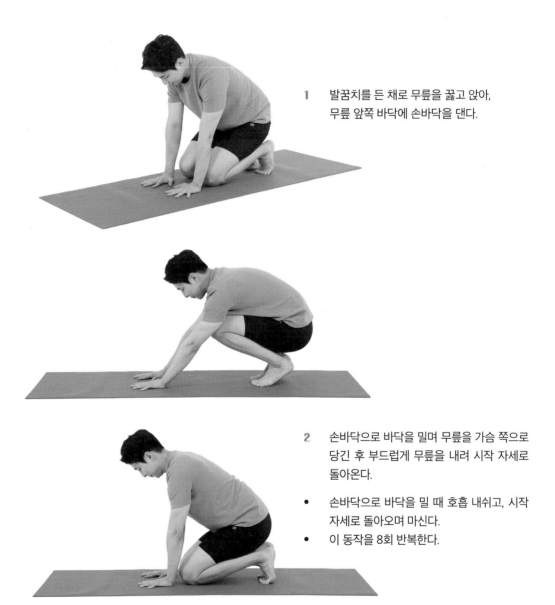

**1** 발꿈치를 든 채로 무릎을 꿇고 앉아, 무릎 앞쪽 바닥에 손바닥을 댄다.

**2** 손바닥으로 바닥을 밀며 무릎을 가슴 쪽으로 당긴 후 부드럽게 무릎을 내려 시작 자세로 돌아온다.

- 손바닥으로 바닥을 밀 때 호흡 내쉬고, 시작 자세로 돌아오며 마신다.
- 이 동작을 8회 반복한다.

무릎을
꿇기 힘들다면

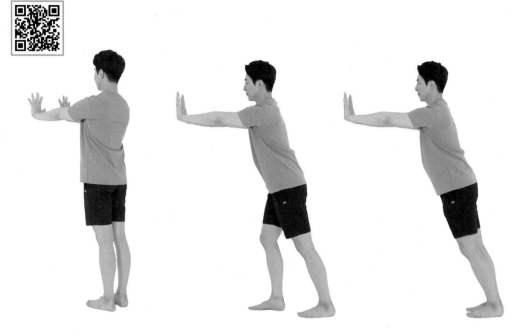

**1** 벽 앞에 서서 양손을 벽에 댄다.

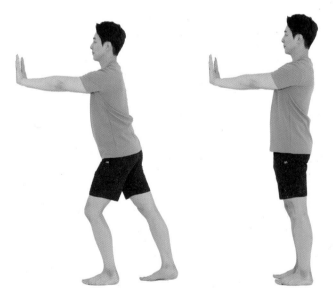

**2** 한발씩 뒤로 보내 벽에 기댄 후
한발씩 앞으로 보내 시작 자세로
돌아온다.

- 발을 뒤로 보낼 때 호흡 내쉬고,
시작 자세로 돌아오며 마신다.
- 이 동작을 8회 반복한다.

# 한 손으로 바닥 지지하기

**효과** 불안정을 이용해 날개뼈 근육 기능을 향상하여 통증을 줄인다.

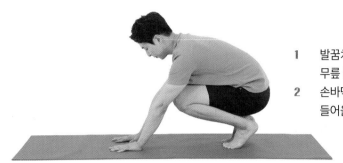

1 발꿈치를 든 채로 무릎을 꿇고 앉아, 무릎 앞쪽 바닥에 손바닥을 댄다.
2 손바닥으로 바닥을 밀어 무릎을 들어올린다.

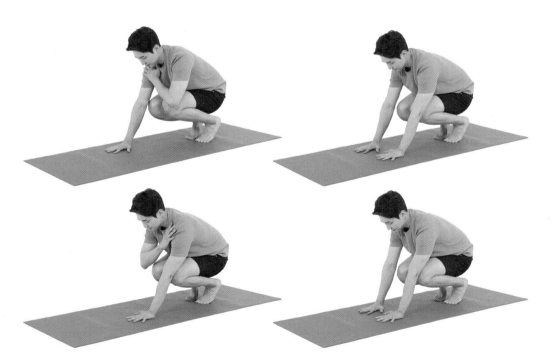

3 한쪽 손을 들어 반대쪽 어깨에 댄 뒤 3초간 버티고 내려놓는다.

- 반대쪽도 똑같이 한다.
- 손을 올릴 때 호흡 내쉬고, 시작 자세로 돌아오며 마신다.
- 이 동작을 왕복 8회 반복한다.

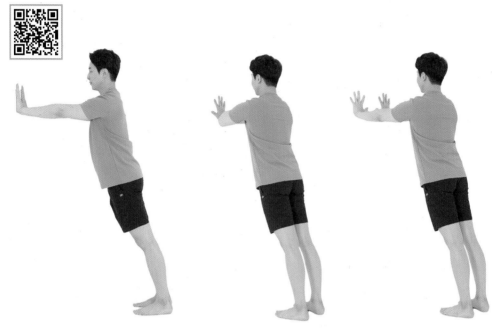

**1** 벽에 손을 대고 기댄다.

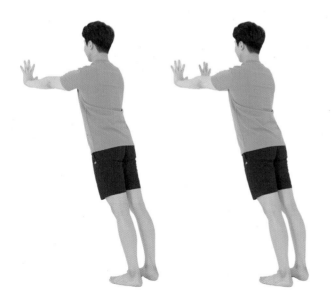

**2** 한쪽 손을 벽에서 떼어 반대쪽 어깨에 댄 뒤 3초간 버티고 다시 벽을 짚는다.

- 반대쪽도 똑같이 한다.
- 손을 올릴 때 호흡 내쉬고, 시작 자세로 돌아오며 마신다.
- 이 동작을 왕복 8회 반복한다.

## 9 척추가 삐뚤어요 (척추측만증) / 척추가 1자예요 (일자 척추)

연속동작

무릎 꿇기 힘들 경우

척추가 옆으로 틀어진 것을 '척추측만증', 척추의 커브가 줄어든 것을 '일자 척추'라고 한다. 우리는 이를 교정하기 위해 틀어진 척추를 펴거나, 커브를 만드는 편향적인 운동을 하는데 이는 옳은 방법이 아니다. 이런 편향적인 접근에는 두 가지 문제가 있다.

1. 모든 사람의 뼈 모양은 달라서 일반적인 기준에 맞춰 몸을 교정할 수 없다.

자신에게 맞는 자세가 아닌 일반적인 기준에 맞춰 몸을 교정하면 관절 중심화가 틀어져 오히려 부작용이 생긴다(나도 약간의 척추측만증이 있는데, 나에겐 약간 틀어진 척추 정렬이 옳은 정렬이다. 척추를 움직이는 게 편안하고, 수월하며, 통증이 없기 때문이다).

2. 운동을 통해서 척추를 미세하게 움직일 수 없다.

100번 양보하여 몸을 교정하는 일반적인 기준이 있다고 치자. 그렇다고 하더라도 그 기준에 맞춰 척추를 미세하게 교정할 수 없다. 하나의 척추만 움직이는 근육을 단독으로 사용할 수 없기 때문이다.

이러한 이유로 척추를 구조적으로 교정하는 방식은 문제가 있다. 구조를 교정하기보다는 움직임을 교정해야 한다. 척추를 움직이는 게 편안하고, 수월하고, 아프지 않도록 교정해야 한다. 그러려면 척추를 다양하게 움직이며 좋은 움직임을 찾아야 한다. 그렇게 찾은 좋은 움직임을 반복하면 뇌로 신호가 들어간다. 이 신호를 통해 뇌의 기능이 향상된다. 뇌의 신체 조절 능력이 향상되어 척추 관절이 중심화된다. 이로써 척추를 움직이는 게 편안해지고, 일반적인 기준이 아닌 나에게 맞는 척추 정렬로 자연스럽게 교정된다. 바르게 움직이면 몸이 알아서 바른 자세를 찾아간다.

이번 챕터에서는 척추를 바르게 움직이는 운동을 소개한다. 당신의 척추를 건강하게 만드는 데 큰 도움이 될 것이다.

### 함 께 하 면 좋 은 운 동

**7. 등이 굽고 뻐근해요(굽은 등)**의 운동을 먼저 하고 지금부터 알려주는 운동을 하라. 효과가 더 높아진다.

# 네 발 자세에서 척추 굽혔다 펴기

**효과** 척추의 움직임을 편안하게 만들며, 나에게 맞는 척추 정렬을 찾도록
도와준다.

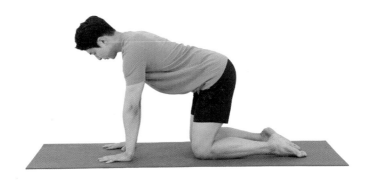

1 네 발 기기 자세를 취한다.

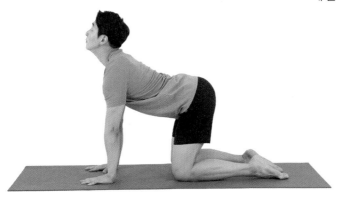

2 천장을 보며 등을 폈다가 배꼽을 보며 등을
말아준다.

- 천장을 볼 때 호흡 마시고, 배꼽 볼 때 내쉰다.
- 이 동작을 8회 반복한다.

# 척추 웨이브

**효과** 척추의 움직임을 편안하게 만들며, 나에게 맞는 척추 정렬을 찾도록 도와준다.

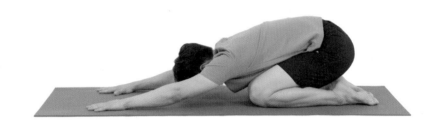

**1**　무릎을 꿇은 뒤 상체를 숙이고, 팔은 최대한 뻗어준다.

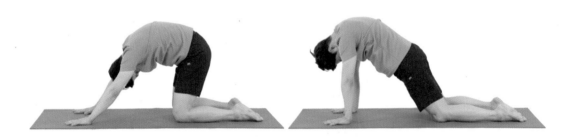

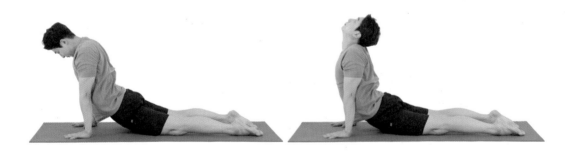

**2**　몸을 앞쪽으로 이동하며 척추를 웨이브하듯 움직인다
(머리를 숙여 배꼽을 쳐다보다 가장 마지막에 머리를 든다).

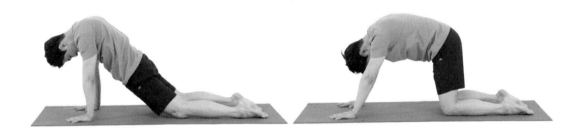

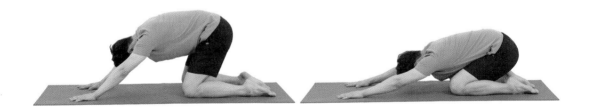

**3** 머리부터 숙이며 거꾸로 웨이브하듯 시작 자세로 돌아온다.

- 호흡은 자연스럽고 편안하게 한다.
- 이 동작을 8회 반복한다.

# 팔 사선으로 뻗으며 척추 늘리기

**효과** 척추의 움직임을 편안하게 만들며, 나에게 맞는 척추 정렬을 찾도록 도와준다.

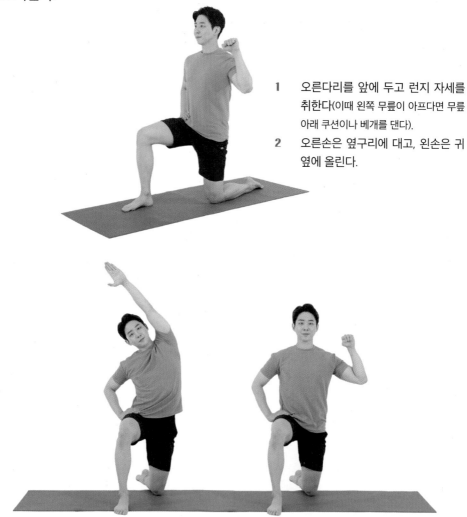

1  오른다리를 앞에 두고 런지 자세를 취한다(이때 왼쪽 무릎이 아프다면 무릎 아래 쿠션이나 베개를 댄다).

2  오른손은 옆구리에 대고, 왼손은 귀 옆에 올린다.

3  왼손을 사선으로 뻗으며 옆구리를 늘렸다가 시작 자세로 돌아온다 (키가 커진다는 느낌으로 척추를 바르게 세우며 돌아온다).

•  손을 뻗을 때 호흡 내쉬고, 시작 자세로 돌아오며 마신다.

•  이 동작을 한쪽당 8회 반복한다.

무릎을
꿇기 힘들다면

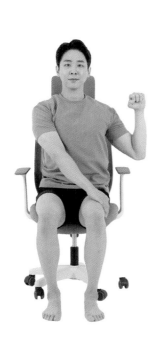
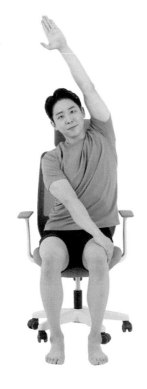
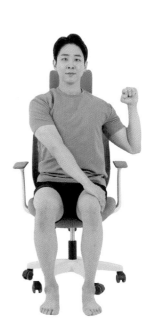

**1** 의자 앞쪽에 바른 자세로 앉는다.

**2** 왼손을 귀 옆에 올리고, 오른손으로 다리가 돌아가지 않도록 막아준다.

**3** 왼손을 사선으로 뻗으며 옆구리를 늘린 뒤 시작 자세로 돌아온다
  (키가 커진다는 느낌으로 척추를 바르게 세우며 돌아온다).

- 손을 뻗을 때 호흡 내쉬고, 시작 자세로 돌아오며 마신다.
- 이 동작을 한쪽당 8회 반복한다.

# 팔 교차로 뻗으며 척추 늘리기

**효과** 척추의 움직임을 편안하게 만들며, 나에게 맞는 척추 정렬을 찾도록
도와준다.

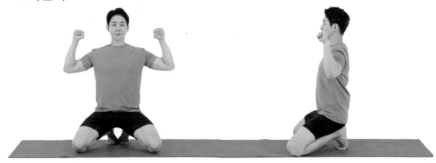

1    무릎을 꿇고 앉아 양손을 귀 옆에 올린다.

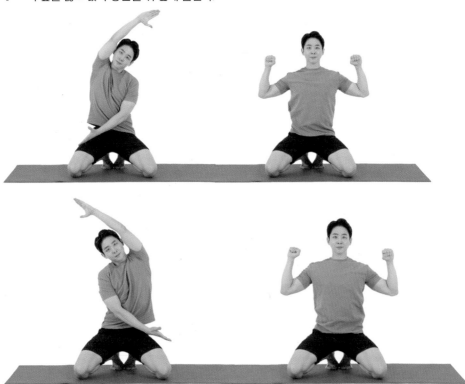

2    양손을 교차로 뻗으며 옆구리를 부드럽게 늘렸다가 시작 자세로 돌아온다
     (키가 커진다는 느낌으로 척추를 바르게 세우며 돌아온다).

- 손을 뻗을 때 호흡 내쉬고, 시작 자세로 돌아오며 마신다.
- 이 동작을 왕복 8회 반복한다.

무릎을
꿇기 힘들다면

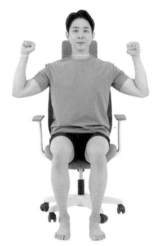

1 의자 앞쪽에 바른 자세로 앉는다.
2 양손을 귀 옆에 든다.

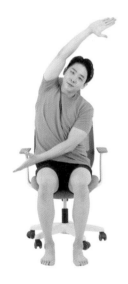
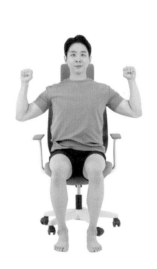
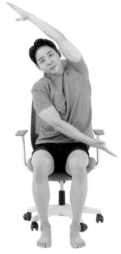
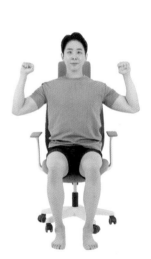

3 양팔을 교차로 뻗으며 옆구리를 부드럽게 늘렸다가 시작 자세로
돌아온다(키가 커진다는 느낌으로 척추를 바르게 세우며 돌아온다).

• 팔을 뻗을 때 호흡 내쉬고, 시작 자세로 돌아오며 마신다.
• 이 동작을 왕복 8회 반복한다.

# 10 팔꿈치 안쪽, 바깥쪽이 아파요

## (골프 엘보, 테니스 엘보)

팔꿈치가 아파 병원에 가면 보통 테니스 엘보(tennis elbow), 골프 엘보(golf elbow) 진단을 받는다.

테니스 엘보는 팔꿈치 바깥쪽에 생기는 문제로 '외측상과염'이라 하기도 한다. 골프 엘보는 팔꿈치 안쪽에 생기는 문제로 '내측상과염'이라 하기도 한다. 두 문제 모두 처음에는 팔꿈치가 아프다가 전완과 손목까지 통증이 번진다.

이런 문제가 생기는 주된 원인은 과사용이다. 팔을 반복해서 무리하게 사용하면 팔꿈치에 스트레스가 누적되어 문제가 생긴다. 그래서 테니스나 골프를 치지 않아도 이런 문제가 생길 수 있다. 보통 손을 많이 사용하는 주부, 요리사, 건축업자, 운동선수에게 발생한다.

문제를 해결하는 본질적인 방법은 휴식이다. 무리 되는 활동은 최대한 피하고 충분히 휴식해야 한다. 휴식과 함께 가벼운 팔꿈치 운동을 하면 회복 속도가 빨라진다. 팔꿈치 근육은 손목과도 연결돼 있으므로 손목 운동을 추가로 해주면 더욱 좋다.

이번 챕터에서는 팔꿈치를 부드럽게 움직이는 운동을 알아보겠다. 이 운동은 팔꿈치에 무리가 되지 않으니 휴식 중 틈틈이 해주면 회복 속도가 빨라질 것이다.

---

**함 께 하 면 좋 은 운 동**

이번 챕터의 운동을 한 후 **11. 손목이 아파요(손목터널증후군)**의 운동을 추가로 하라. 효과가 더 높아진다.

# 팔꿈치 회전 운동 (손바닥 방향)

**효과** 움직임을 통해 팔꿈치 관절의 회복력을 높인다.

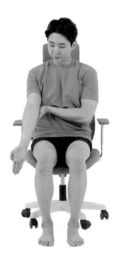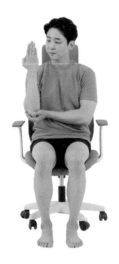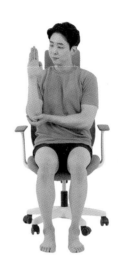

1 의자 앞쪽에 바른 자세로 앉는다.
2 오른쪽 손바닥이 앞쪽을 향하도록 팔을 편다.
3 왼손으로 오른쪽 팔꿈치를 받친다.
4 팔꿈치를 접은 후, 손바닥이 앞쪽을 향하도록 전완을 회전한다.

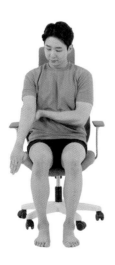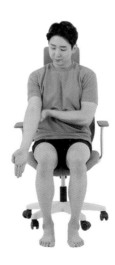

5 다시 팔꿈치를 편 후 손바닥이 앞쪽을 향하도록 전완을 회전하여 시작 자세로 돌아온다.

- 팔꿈치 회전을 도모하는 운동이므로, 팔꿈치를 제외한 다른 관절이 움직이지 않도록 주의한다.
- 호흡은 편안하고 자연스럽게 한다.
- 이 동작을 한쪽당 8회 반복한다.

# 팔꿈치 회전 운동(손등 방향)

효과 움직임을 통해 팔꿈치 관절의 회복력을 높인다.

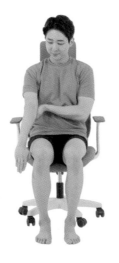 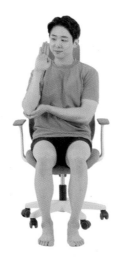 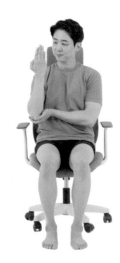

1 의자 앞쪽에 바른 자세로 앉는다.
2 오른손 손등이 앞쪽을 향하도록 팔을 편다.
3 왼손으로 오른쪽 팔꿈치를 받친다.
4 팔꿈치를 접은 후, 손등이 앞쪽을 향하도록 전완을 회전한다.

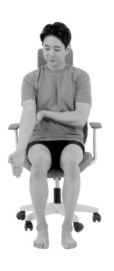 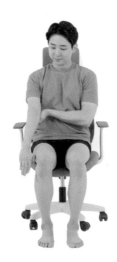

5 다시 팔꿈치를 편 후, 손등이 앞쪽을 향하도록 전완을 회전하여 시작 자세로 돌아온다.

• 팔꿈치의 회전을 도모하는 운동이므로, 팔꿈치를 제외한 다른 관절이 움직이지 않도록 주의한다.
• 호흡은 편안하고 자연스럽게 한다.
• 이 동작을 한쪽당 8회 반복한다.

# 11 손목이 아파요
## (손목터널증후군)

연속동작 　 무릎 꿇기 힘들 경우

손목을 움직이거나 손으로 땅을 짚을 때 통증을 느끼는 경우가 있다. 병원에 가면 손목터널증후군 진단을 받거나, 딱히 원인을 찾지 못하는 경우가 많다.

이렇듯 손목 통증은 원인을 찾기 어려운 경우가 많으며, 통증이 갑자기 심해지거나, 없어지는 등 예측하기 어렵다.

이럴 때 할 수 있는 최선의 운동은 '손목 감각 운동'이다. 손목 감각 운동은 손목을 최대한 다양하게 움직여 감각 신호를 뇌로 전달한다. 이 신호에 의해 뇌 속의 손목 정보가 업데이트된다. 이로 인해 손목 통증을 조절하는 능력이 향상된다. 통증은 뇌에서 느끼는 것으로, 뇌가 가진 신체 정보가 명확할수록 통증 조절도 정확해진다.

운동을 할 땐 아프지 않은 범위에서 부드럽게, 천천히 움직여야 한다. 과격하고 통증이 동반된 운동은 뇌로 정확한 정보가 들어가는 것을 방해한다. 또한, 통증도 학습이 되므로 통증을 동반한 운동이 계속되면 만성통증이 생길 수 있다.

이번 챕터에서는 '손목 감각 운동'을 소개한다. 앞서 말했듯 아프지 않은 범위에서 부드럽고, 천천히 운동하라. 시간을 갖고 꾸준히 운동한다면 당신의 손목은 반드시 건강해진다.

# 땅 짚고 손목 신전하기

**효과** 손목 감각 정보를 뇌로 전달하여 통증 조절 능력을 향상한다.

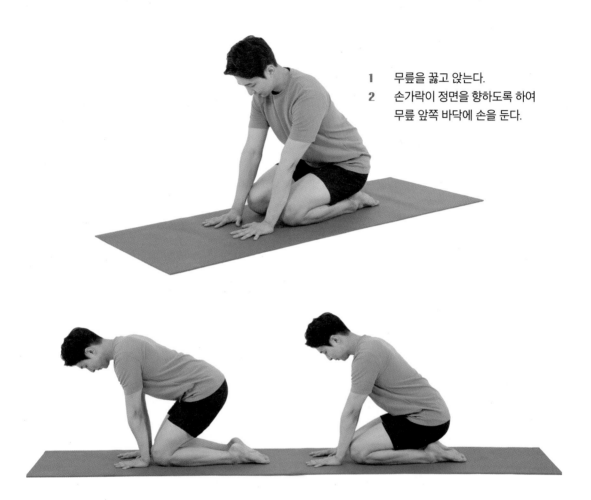

1. 무릎을 꿇고 앉는다.
2. 손가락이 정면을 향하도록 하여 무릎 앞쪽 바닥에 손을 둔다.

3. 체중을 앞으로 실으며 손목을 부드럽게 신전한 뒤 시작 자세로 돌아온다.

- 아프지 않은 범위에서 부드럽고, 천천히 움직인다.
- 체중을 앞으로 실으며 호흡 내쉬고, 시작 자세로 돌아오며 마신다.
- 이 동작을 8회 반복한다.

무릎을
꿇기 힘들다면

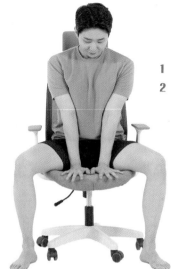

**1**   다리를 벌리고 의자에 앉는다.
**2**   손가락이 정면을 향하도록 하여
　　　다리 사이에 손을 둔다.

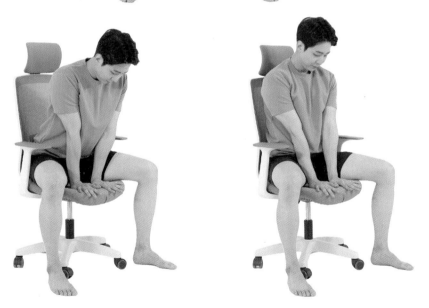

**3**   체중을 앞으로 실으며 손목을 부드럽게 신전한 뒤 시작 자세로 돌아온다.

•   아프지 않은 범위에서 천천히, 부드럽게 움직인다.
•   체중을 앞으로 실으며 호흡 내쉬고, 시작 자세로 돌아오며 마신다.
•   이 동작을 8회 반복한다.

# 땅 짚고 손목 회전하기

**효과** 손목 감각 정보를 뇌로 전달하여 통증 조절 능력을 향상한다.

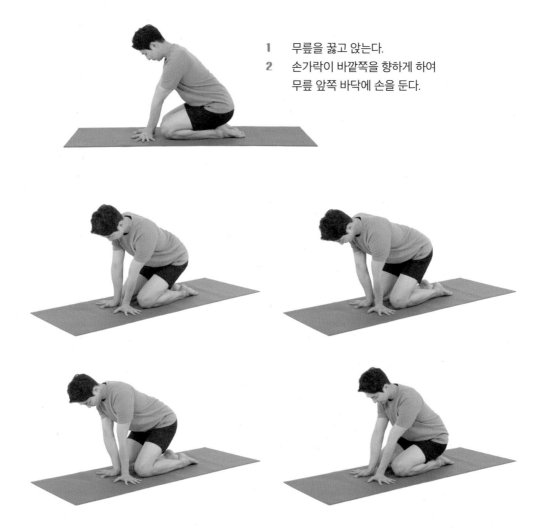

**1** 무릎을 꿇고 앉는다.

**2** 손가락이 바깥쪽을 향하게 하여 무릎 앞쪽 바닥에 손을 둔다.

**3** 손을 중심에 놓고 몸으로 원을 그리듯 몸통을 회전한다.

• 아프지 않은 범위에서 천천히, 부드럽게 움직인다.

• 호흡은 자연스럽고 편안하게 한다.

• 왼쪽으로 여섯 번 회전 후 오른쪽으로도 여섯 번 회전한다.

무릎을
꿇기 힘들다면

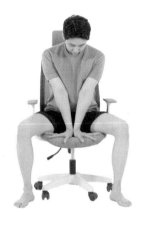

1      다리를 벌리고 의자에 앉는다.
2      손가락이 바깥쪽을 향하도록 하여
         다리 사이에 손을 둔다.

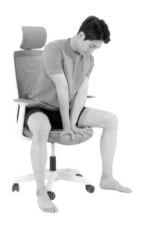
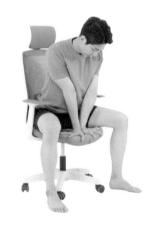
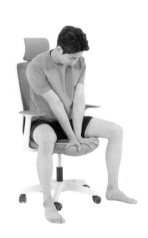

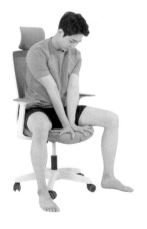

3      손을 중심에 놓고 몸통으로 원을 그리듯 움직인다.

- 아프지 않은 범위에서 천천히, 부드럽게 움직인다.
- 호흡은 자연스럽고 편안하게 한다.
- 왼쪽으로 여섯 번 회전 후 오른쪽으로도 여섯 번 회전한다.

# 주먹 바닥에 대고 체중 싣기

효과 손목 감각 정보를 뇌로 전달하여 통증 조절 능력을 향상한다.

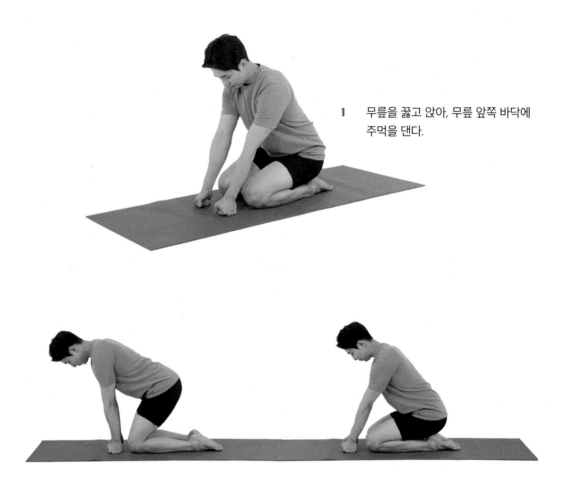

**1** 무릎을 꿇고 앉아, 무릎 앞쪽 바닥에 주먹을 댄다.

**2** 손목에 힘이 들어오도록 체중을 앞으로 이동했다가 시작 자세로 돌아온다.

- 아프지 않은 범위에서 천천히 부드럽게 움직인다.
- 체중을 앞으로 실으며 호흡 내쉬고, 시작 자세로 돌아오며 마신다.
- 이 동작을 8회 반복한다.

무릎을
꿇기 힘들다면

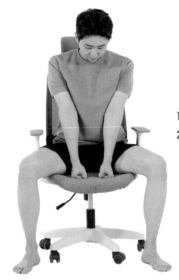

**1** 다리를 벌리고 의자에 앉는다.
**2** 다리 사이에 주먹을 둔다.

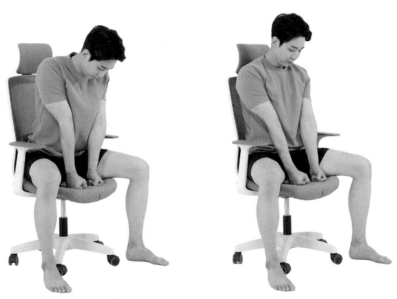

**3** 손목에 힘이 들어오도록 체중을 앞으로 이동했다가 시작 자세로 돌아온다.

- 아프지 않은 범위에서 천천히 부드럽게 움직인다.
- 체중을 앞으로 실으며 호흡 내쉬고, 시작 자세로 돌아오며 마신다.
- 이 동작을 8회 반복한다.

# 12 허리가 아픈데 어떤 코어 운동을 해야 하나요?

**(허리디스크, 척추관협착증, 척추분리증)**

온몸을 통틀어 문제를 가장 많이 일으키는 부위는 허리일 것이다. 만약 살면서 한 번도 허리가 아프지 않은 사람이 있다면 꼭 한번 만나보고 싶다.

허리가 심하게 아프면 손가락을 움직이는 것조차 힘들다. 허리는 몸의 중심으로 모든 신체 움직임의 기반이 된다. 서거나, 앉거나, 걷거나, 다리를 들거나, 팔을 들거나, 고개를 회전하거나, 심지어 손가락을 움직일 때조차 허리의 도움이 필요하다.

허리가 건강 하려면 '복압'이 중요하다. 배 속의 압력을 복압이라고 하는데, 복압은 마치 복대와 같은 역할을 한다. 복대는 허리를 감싸 허리를 안정적으로 잡아준다. 이와 마찬가지로 복압도 허리를 안정적으로 잡아준다. 복압이 제대로 조절돼야 허리를 움직이는 게 편안하고, 허리에 스트레스가 쌓이지 않는다.

복압이 제대로 조절되는 허리는 움직이기 편하고, 수월하며, 통증이 없다. 반대로 복압이 조절되지 않는 허리는 안정성이 부족하여 스트레스가 쌓인다. 이에 따라 통증이나 질환이 생긴다. 대표적인 허리 질환인 허리디스크, 척추관협착증, 척추분리증 모두 잘못된 복압 조절로 인하여 발생할 수 있다.

허리가 아프면 코어 운동을 하라고 하는데, 코어의 역할이 '복압 조절'이다. 코어는 어느 하나의 근육을 말하는 것이 아니라, 배 속의 근육 무리를 통칭하는 말이다. 배 속의 근육 무리는 협응 수축하여 복압을 조절한다. 코어 근육이 제대로 작동하면 복압 조절이 잘 되어 허리에 무리가 가지 않는다. 반대로 코어 근육이 오작동하면 복압 조절에 문제가 생겨 허리에 스트레스가 쌓인다. 그래서 허리 아픈 사람에게 코어 운동을 추천하는 것이다.

그런데 코어를 단순히 강화하면 복압 조절이 잘 될까? 그렇지 않다. 코어는 강한 힘보다 조절력이 중요하다. 적당한 타이밍에 적당한 압력이 발생해야 허리를 효과적으로 보호할 수 있다. 그래서 단순히 코어를 강화하는 운동으로는 허리를 건강하게 만들 수 없다. 코어의 조절력을 향상하는 운동을 해야 복압 조절 능력이 향상하며 허리를 건강하게 만들 수 있다.

혹자는 허리 아픈 사람에게 특정한 허리 움직임을 하지 못하게 한다. 예를 들어 허리디스크 환자에게 허리를 구부리는 움직임을 하지 못하게 하는 식이다. 허리를 구부리는 동작이 디스크의 압력을 높인다는 주장에 근거한 조치다. 그러나 이는 바른 조치가 아니다.

디스크 환자에게 허리를 구부리는 움직임이 무리가 되는 이유는 복압 조절이 되지 않아서다. 복압 조절이 잘 된다면 허리를 구부리는 동작을 해도 디스크에 무리가 되지 않는다. 복압이 디스크에 발생하는 압력을 상쇄해 주기 때문이다. 따라서 디스크 환자에게 내리는 올바른 조치는 움직임을 못 하게 하는 것이 아니라, 움직임을 잘하도록 만들어 주는 것이다. 올바른 운동을 통해 복압 조절 능력을 향상한다면, 허리디스크 환자도 안전하게 허리를 구부릴 수 있다.

끝으로 건강한 허리를 위해 코어 운동과 함께 고관절 운동을 하라. 고관절과 허리는 밀접한 관계가 있다. 만약 고관절이 뻣뻣해져 가동범위가 줄어들면, 허리는 줄어든 고관절의 가동범위를 보상하기 위해 과도하게 움직인다. 과도한 움직임은 허리에 스트레스를 쌓이게 하고, 통증과 질환을 유발한다. 내가 만나 온 허리 환자들은 대부분 복압 조절 기능이 저하돼 있었고, 고관절도 뻣뻣했다. 따라서 고관절 운동을 통해 고관절을 부드럽게 만들고 코어 운동을 통해 복압 조절력을 향상한다면, 허리 통증을 줄이는 데 굉장한 도움이 될 것이다.

**함 께 하 면 좋 은 운 동**

**13. 골반이 삐뚤어요**(전방경사, 후방경사, 골반비대칭)/**양쪽 다리 길이가 달라요**의 운동을 먼저 하고 지금부터 알려주는 운동을 하라. 효과가 더 높아진다.

# 코어 운동의 시작, 호흡

**효과** 올바른 호흡은 코어의 협응 수축을 향상한다.
이로 인해 복압 조절 능력이 향상된다.

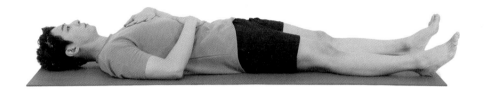

**1** 천장을 보고 편안하게 눕는다.
**2** 한 손은 가슴 위에, 반대 손은 배꼽 위에 올린다.

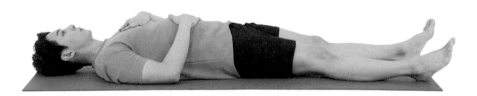

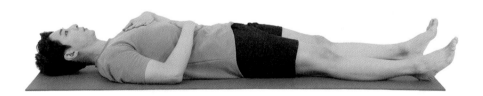

**3** 가슴보다 배가 볼록 올라오도록 호흡을 마신 뒤,
편안하게 내쉰다.

**•** 이 동작을 10회 반복한다.

# 무릎 접고 누워 골반 열기

**효과** 고관절의 움직임을 통해 코어의 복압 조절 기능을 향상한다.

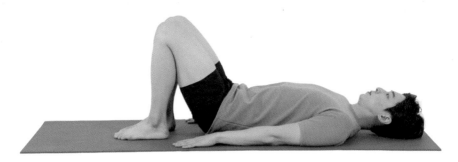

1    양쪽 무릎을 세우고 눕는다.

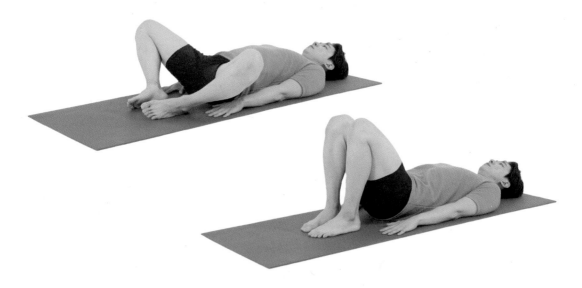

2    무릎을 벌려 골반을 부드럽게 열었다가 시작 자세로 돌아온다.

•    무릎을 벌릴 때 호흡 마시고, 시작 자세로 돌아오며 내쉰다.
•    이 동작을 8회 반복한다.

# 무릎 접고 누워 한발씩 들어올리기

**효과** 고관절의 움직임을 통해 코어의 복압 조절 기능을 향상한다.

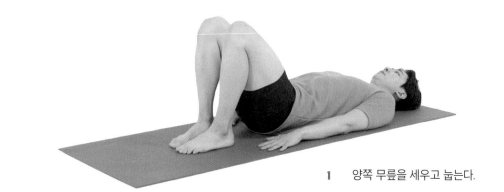

**1** 양쪽 무릎을 세우고 눕는다.

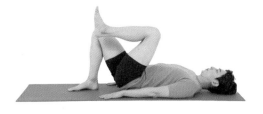
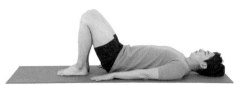

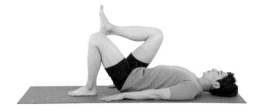
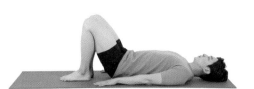

**2** 한발씩 들어올렸다 내린다.

- 다리를 올릴 때 호흡 내쉬고, 다리 내리며 마신다.
- 이 동작을 왕복 8회 반복한다.

# 양팔 들고 누워 한발씩 올리기

**효과** 몸통의 불안정성과 고관절의 움직임을 통해 코어의 복압 조절 기능을 향상한다.

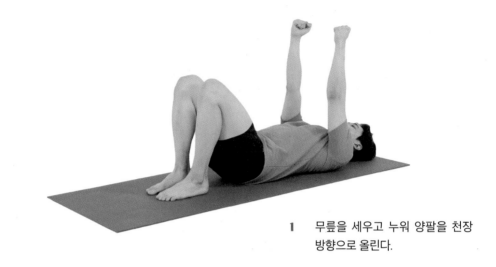

1    무릎을 세우고 누워 양팔을 천장 방향으로 올린다.

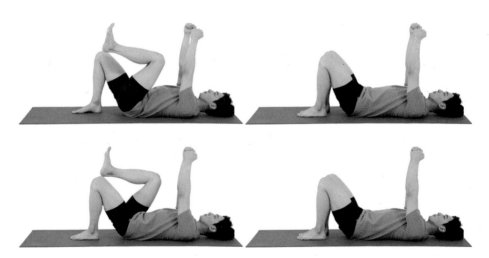

2    한발씩 올렸다 내린다.

- 다리를 올릴 때 호흡 내쉬고, 내리며 마신다.
- 이 동작을 왕복 8회 반복한다.

# 누워서 반대쪽 팔다리 뻗기

**효과** 팔다리 움직임을 통해 코어의 복압 조절 기능을 향상한다.

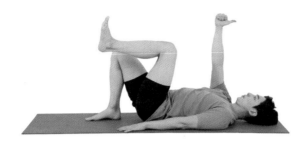

**1** 무릎을 세우고 누워, 왼쪽 다리와 오른팔을 든다.

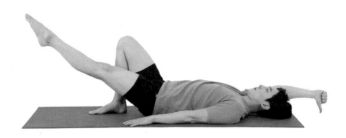

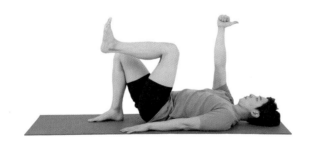

**2** 팔다리를 부드럽게 뻗었다가 시작 자세로 돌아온다
(이때 허리가 바닥에서 들리지 않도록 허리로 바닥을 지그시 누른다).

- 팔다리를 뻗을 때 호흡 내쉬고, 시작 자세로 돌아오며 마신다.
- 이 동작을 한쪽당 8회 반복한다.

# 팔다리 들고 누워 한발씩 내리기

효과 몸통의 불안정성과 고관절의 움직임을 통해 코어의 복압 조절 기능을 향상한다.

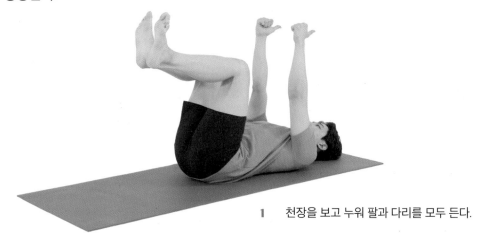

1    천장을 보고 누워 팔과 다리를 모두 든다.

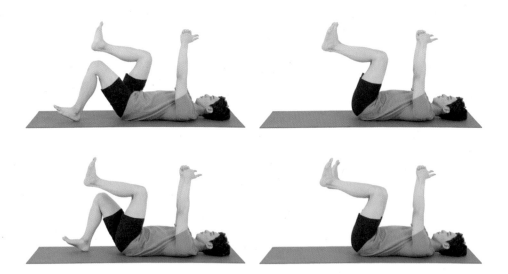

2    뒤꿈치가 바닥에 닿도록 한발씩 내렸다 올린다
(이때 허리가 바닥에서 뜨지 않도록 허리로 바닥을 지그시 누른다).

- 다리를 내릴 때 호흡 내쉬고, 올릴 때 마신다.
- 이 동작을 왕복 8회 반복한다.

# 팔다리 들고 누워 반대쪽 팔다리 내리기

**효과** 몸통의 불안정성과 팔다리 움직임을 통해 코어의 복압 조절 기능을 향상한다.

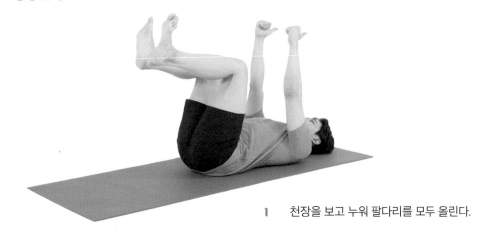

1 천장을 보고 누워 팔다리를 모두 올린다.

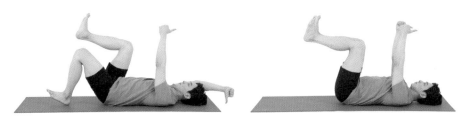

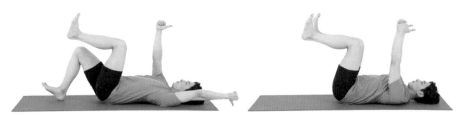

2 왼쪽 다리와 오른팔을 내렸다 올린다
(이때 허리가 바닥에서 뜨지 않도록 허리로 바닥을 지그시 누른다).

- 반대쪽도 똑같이 한다.
- 팔다리를 내릴 때 호흡 내쉬고, 시작 자세로 돌아오며 마신다.
- 이 동작을 왕복 8회 반복한다.

# 뒤꿈치로 바닥 누르며 엉덩이 올리기

효과 신체 뒤쪽 근육을 강화하고, 코어의 복압 조절 기능을 향상한다.

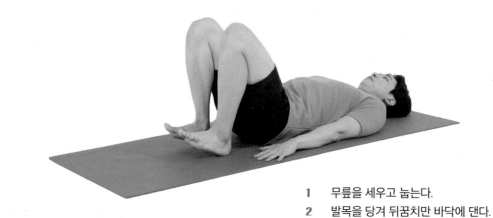

**1** 무릎을 세우고 눕는다.

**2** 발목을 당겨 뒤꿈치만 바닥에 댄다.

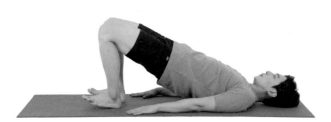

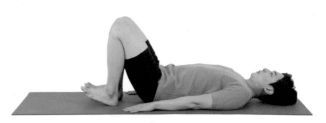

**3** 뒤꿈치로 바닥을 누르며 엉덩이를 올렸다 내린다.

- 엉덩이를 올릴 때 호흡 내쉬고, 내릴 때 마신다.
- 이 동작을 8회 반복한다.

# 팔꿈치 바닥에 고정하고 뒤꿈치 눌러 엉덩이 올리기

**효과** 신체 뒤쪽 근육을 강화하고 코어의 복압 조절 기능을 향상한다.

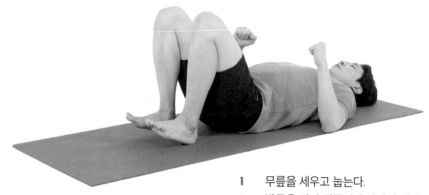

1 무릎을 세우고 눕는다.
2 발목을 당겨 뒤꿈치만 바닥에 댄다.
3 팔을 구부리고, 팔꿈치로 바닥을 지그시 눌러 등에 힘을 준다.

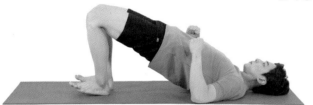

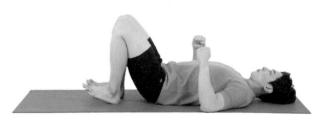

4 뒤꿈치로 바닥을 눌러 엉덩이를 올렸다 내린다
 (이때 팔꿈치로 바닥을 계속 눌러 등의 힘을 유지한다).

- 엉덩이를 올릴 때 호흡 내쉬고, 내릴 때 마신다.
- 이 동작을 8회 반복한다.

# 엉덩이 올려 놓고 팔꿈치로 바닥 누르기

**효과** 신체 뒤쪽 근육을 강화하고 코어의 복압 조절 기능을 향상한다.

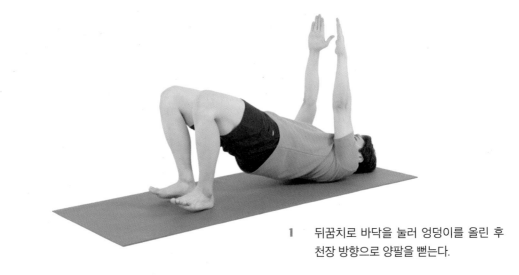

1    뒤꿈치로 바닥을 눌러 엉덩이를 올린 후
천장 방향으로 양팔을 뻗는다.

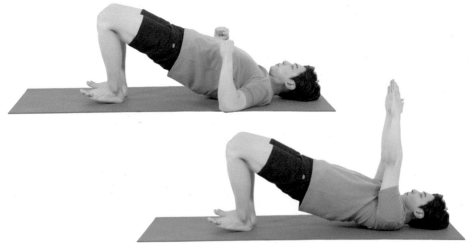

2    팔꿈치로 바닥을 지그시 눌러 등에 힘을 준 뒤, 다시 천장 방향으로 팔을 뻗어
시작 자세로 돌아온다(이때 들어올린 엉덩이가 내려가지 않도록 주의한다).

- 팔꿈치로 바닥을 누를 때 호흡 내쉬고, 시작 자세로 돌아오며 마신다.
- 이 동작을 8회 반복한다.

# 사이드 플랭크(side plank) 자세 만들기

**효과** 반복적인 플랭크 자세를 통해 코어의 복압 조절 기능을 향상한다.

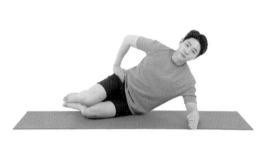

**1**　팔꿈치와 무릎이 일직선에 있도록 바닥에 둔다.

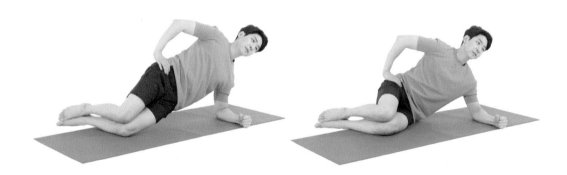

**2**　뒤로 빠져 있던 골반을 앞쪽으로 올리며 사이드 플랭크 자세를 만든다
　　(엉덩이를 올렸을 때 팔꿈치와 골반, 무릎이 일직선에 있도록 한다).

**3**　다시 엉덩이를 뒤쪽으로 내리며 시작 자세로 돌아온다.

- 엉덩이를 올릴 때 호흡 내쉬고, 시작 자세로 돌아오며 마신다.
- 이 동작을 한쪽당 8회 반복한다.

# 사이드 플랭크 자세에서 팔다리 뻗기

**효과** 사이드 플랭크 자세에서 몸통의 불안정성을 유도해
코어의 복압 조절 기능을 향상한다.

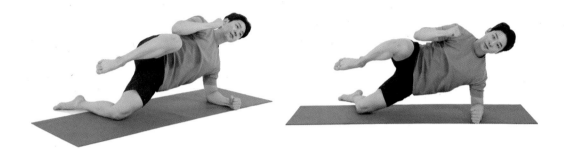

**1**  사이드 플랭크 자세에서 위쪽 팔다리를 든다.

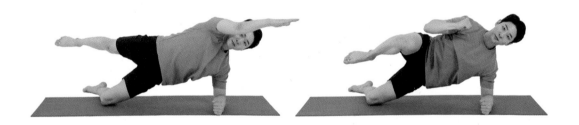

**2**  팔은 앞으로, 다리는 뒤쪽으로 뻗었다 돌아온다
(팔다리를 움직이는 동안 몸통이 흔들리지 않도록 노력한다).

- 팔다리를 뻗을 때 호흡 내쉬고, 시작 자세로 돌아오며 마신다.
- 이 동작을 한쪽당 8회 반복한다.

**13** 골반이 삐뚤어요
(전방경사, 후방경사, 골반비대칭) /
# 양쪽 다리 길이가 달라요

우선 인간이 완벽한 대칭이어야 한다는 생각을 버려야 한다. 인간은 누구나 왼쪽과 오른쪽의 뼈 모양이 다르다. 이런 이유로 왼쪽과 오른쪽의 관절이 모두 중심화되어도 대칭이 아닐 수 있다. 골반의 비대칭과 다리 길이 차이는 인간이라면 누구나 가지고 있는 자연스러운 성질이다.

대칭이 맞지 않아 통증이 생긴다고 생각한다. 그러나 이는 근거가 부족하다. 앞서 말했듯 뼈는 원래 비대칭이다. 그리고 근육은 뼈의 비대칭에서 오는 문제를 상쇄할 수 있는 기능이 있다. 따라서 통증이 없는 사람은 몸이 완벽한 대칭이어서 통증이 없는 게 아니다. 비대칭 문제를 상쇄해 주는 근육의 기능이 좋으므로 통증이 없는 것이다. 반대로 통증이 있는 사람은 비대칭이라서 통증이 있는 게 아니다. 비대칭을 상쇄해 주는 근육의 기능이 저하됐기 때문에 통증이 있는 것이다.

따라서 단순히 대칭성을 가지고 자세를 판단해서는 안 된다. 골반이 완벽한 대칭이고 양쪽 다리 길이가 똑같아도, 움직이는 게 불편하고, 힘들고, 통증이 있다면 바른 자세가 아니다. 반대로 골반이 비대칭이고 양쪽 다리 길이가 달라도 움직이는 게 편하고, 수월하고, 통증이 없다면 바른 자세다. 모든 사람은 자신에게 맞는 자세가 있다.

이런 개인차를 무시하고 일반적인 기준에 맞춰 자세를 교정하면 부작용이 생긴다. 만약 당신이 자세 교정을 위해 레슨을 받는다면, 강사가 당신에게 맞는 자세를 찾아주는 사람인지, 일반적인 기준에 당신을 맞추려는 사람인지 반드시 확인해야 한다. 만약 후자라면 당장 도망가라.

나에게 맞는 자세를 찾으려면 다양하게 움직여야 한다. 골반과 다리를 다양하게 움직이면 뇌로 감각 신호가 전달된다. 뇌는 그 신호를 받아 골반과 다리를 조절하는 기능이 향상된다. 이로 인해 골반과 다리의 관절이 중심화되어 나에게 맞는 바른 자세가 된다. 이렇게 만든 자세는 움직이기 편안하고, 수월하며, 아프지 않다.

자, 이제 당신의 골반/다리 정렬을 찾아 줄 다양한 움직임을 알아보자.

# 무릎 접고 누워 천장으로 다리 뻗기

**효과** 고관절의 다양한 움직임을 통해 감각 신호를 뇌로 전달한다.
이로 인해 나에게 맞는 골반/다리 정렬을 찾게 된다.

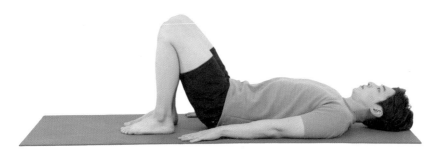

1    무릎을 세우고 눕는다.

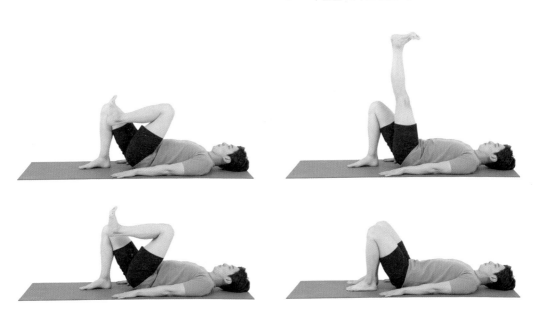

2    한쪽 다리를 들어 천장 방향으로 뻗었다가 다시
     무릎을 접으며 시작 자세로 돌아온다.

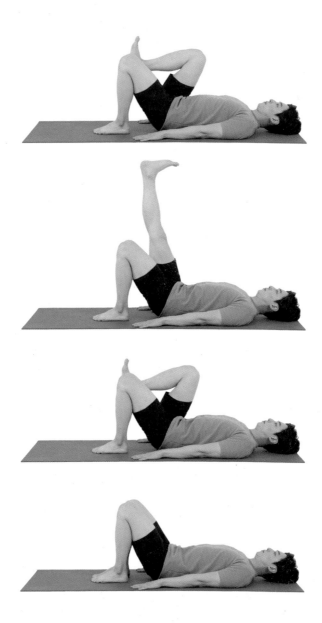

- 반대쪽도 똑같이 한다.
- 다리가 완전히 펴지지 않아도 괜찮으니, 할 수 있는 범위에서 꾸준히 반복한다. 꾸준히 하면 결국 된다.
- 다리를 천장 방향으로 뻗을 때 호흡 내쉰다.
- 이 동작을 왕복 8회 반복한다.

# 한쪽 다리 고정하고 반대쪽 다리 내리기

**효과** 고관절의 다양한 움직임을 통해 감각 신호를 뇌로 전달한다.
이로 인해 나에게 맞는 골반/다리 정렬을 찾게 된다.

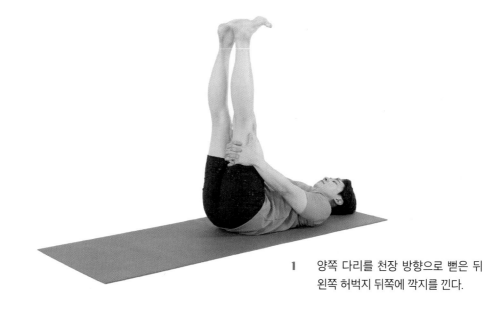

**1** 양쪽 다리를 천장 방향으로 뻗은 뒤
왼쪽 허벅지 뒤쪽에 깍지를 낀다.

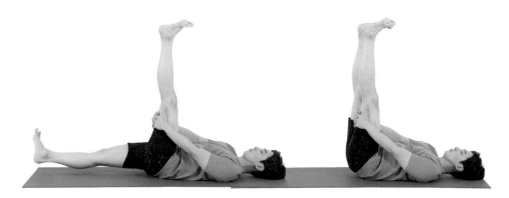

**2** 왼쪽 다리를 움직이지 않게 고정한 상태에서 오른쪽 다리를
부드럽게 내렸다 올린다.

- 다리 내릴 때 호흡 내쉬고, 시작 자세로 돌아오며 마신다.
- 이 동작을 한쪽당 8회 반복한다.

# 다리 펴고 누워 천장으로 다리 뻗기

**효과** 고관절의 다양한 움직임을 통해 감각 신호를 뇌로 전달한다.
이로 인해 나에게 맞는 골반/다리 정렬을 찾게 된다.

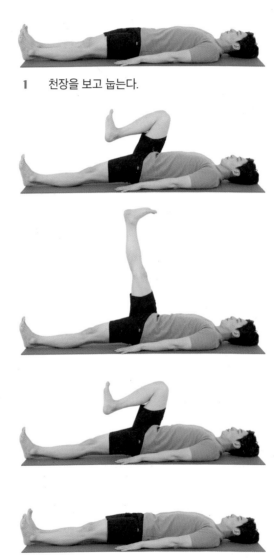

1    천장을 보고 눕는다.

2    오른다리를 들어 천장으로 뻗었다가 다시 접어 내려놓는다.

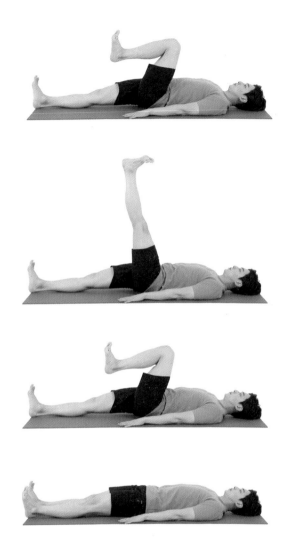

- 반대쪽도 똑같이 한다.
- 다리를 천장 방향으로 뻗을 때 호흡을 내쉰다.
- 다리가 완전히 펴지지 않아도 좋으니 할 수 있는 범위에서 최선을 다한다.
- 이 동작을 왕복 8회 반복한다.

# 다리 펴고 누워 옆쪽으로 다리 뻗기

**효과** 고관절의 다양한 움직임을 통해 감각 신호를 뇌로 전달한다.
이로 인해 나에게 맞는 골반/다리 정렬을 찾게 된다.

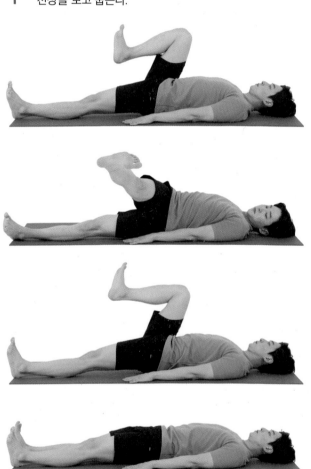

1     천장을 보고 눕는다.

2     오른다리를 들어 왼쪽으로 뻗었다가 다시 접어 내려놓는다.

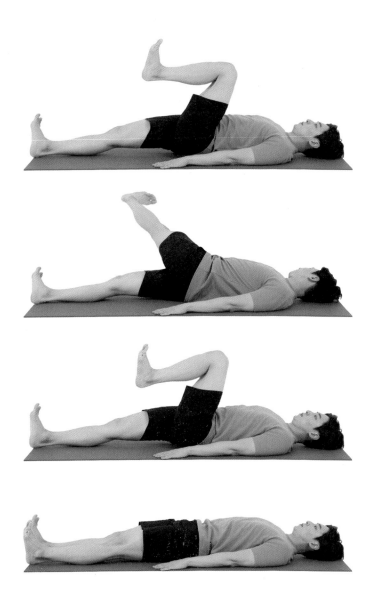

- 반대쪽도 똑같이 한다.
- 다리를 뻗을 때 호흡을 내쉰다.
- 이 동작을 왕복 8회 반복한다.

# 누워서 와이퍼 운동

**효과** 고관절의 다양한 움직임을 통해 감각 신호를 뇌로 전달한다.
이로 인해 나에게 맞는 골반/다리 정렬을 찾게 된다.

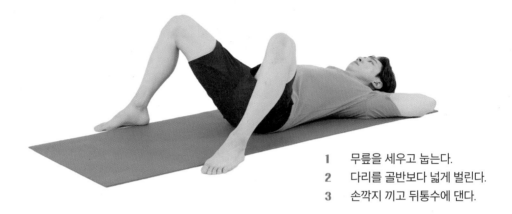

1. 무릎을 세우고 눕는다.
2. 다리를 골반보다 넓게 벌린다.
3. 손깍지 끼고 뒤통수에 댄다.

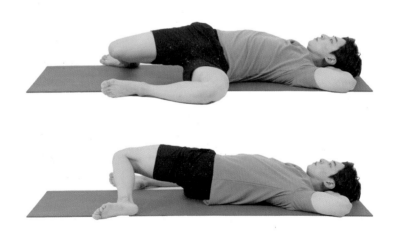

4. 자동차 와이퍼 움직이듯 양쪽 다리를 부드럽게 좌우로 움직인다
   (다리를 움직일 때 양쪽 팔꿈치가 바닥에서 들리지 않도록 주의한다).

- 호흡은 자연스럽고 편안하게 한다.
- 이 동작을 왕복 8회 반복한다.

# 엉덩이 들고 뒤꿈치 닿기

**효과** 골반의 불안정성을 이용해 감각 신호를 뇌로 전달한다.
이로 인해 나에게 맞는 골반/다리 정렬을 찾게 된다.

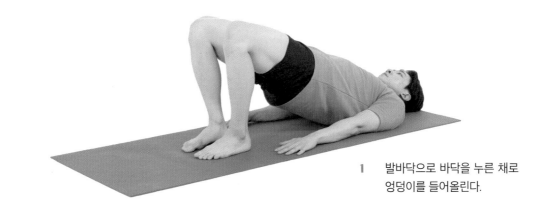

1  발바닥으로 바닥을 누른 채로
엉덩이를 들어올린다.

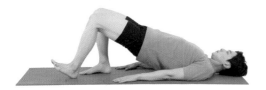 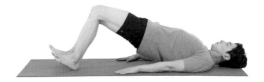

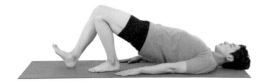 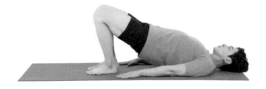

2  한발씩 앞으로 뻗어 뒤꿈치를 바닥에 댄 후

3  다시 한발씩 뒤로 이동해 시작 자세로 돌아온다
(다리를 움직이는 동안 골반이 흔들리지 않도록 노력
한다).

• 호흡은 자연스럽고 편안하게 한다.
• 이 동작을 8회 반복한다.

# 뒤꿈치 눌러 엉덩이 들고 한발씩 올리기

**효과** 골반의 불안정성을 이용해 감각 신호를 뇌로 전달한다.
이로 인해 나에게 맞는 골반/다리 정렬을 찾게 된다.

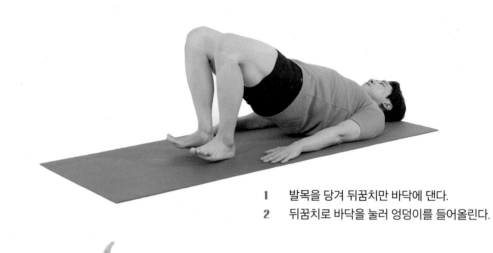

**1** 발목을 당겨 뒤꿈치만 바닥에 댄다.
**2** 뒤꿈치로 바닥을 눌러 엉덩이를 들어올린다.

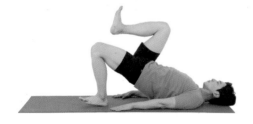
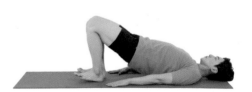

**3** 한발씩 올렸다 내린다(다리를 움직일 때 골반이 흔들리지 않도록 노력한다).

- 다리를 올릴 때 호흡 내쉬고, 다리 내리며 마신다.
- 이 동작을 왕복 8회 반복한다.

# 동적 비둘기 스트레칭

**효과** 고관절의 다양한 움직임을 통해 감각 신호를 뇌로 전달한다.
이로 인해 나에게 맞는 골반/다리 정렬을 찾게 된다.

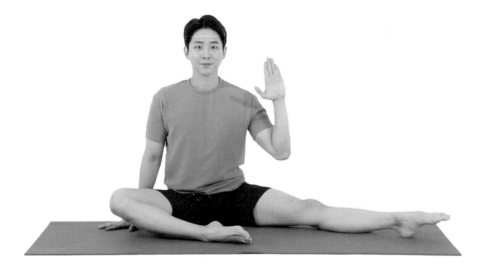

1   바닥에 앉아 오른다리는 접고, 왼쪽 다리는 편다.
2   오른손은 엉덩이 옆 바닥을 짚고, 왼손은 든다.

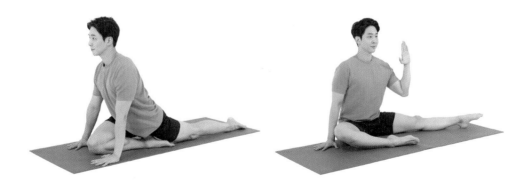

3   왼손으로 바닥을 짚으며 골반을 스트레칭한 뒤 시작 자세로 돌아온다.

•   스트레칭 자세를 만들며 호흡 내쉬고, 시작 자세로 돌아오며 마신다.
•   이 동작을 한쪽당 8회 반복한다.

# 앉아서 와이퍼 운동

**효과** 고관절의 다양한 움직임을 통해 감각 신호를 뇌로 전달한다.
이로 인해 나에게 맞는 골반/다리 정렬을 찾게 된다.

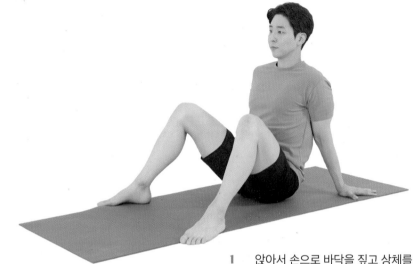

1  앉아서 손으로 바닥을 짚고 상체를 세운다.
2  무릎을 세우고 다리를 골반보다 넓게 벌린다.

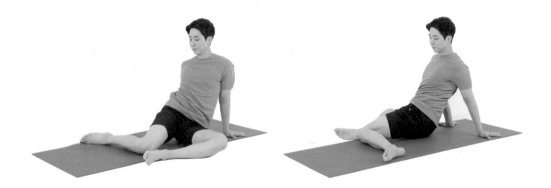

3  자동차 와이퍼 움직이듯 다리를 좌우로 움직인다.

•  호흡은 자연스럽고 편안하게 한다.
•  통증이 없는 범위에서 부드럽게 움직인다.
•  이 동작을 왕복 8회 반복한다.

# 신박스 스위치 (shin box switch)

**효과** 고관절의 다양한 움직임을 통해 감각 신호를 뇌로 전달한다.
이로 인해 나에게 맞는 골반/다리 정렬을 찾게 된다.

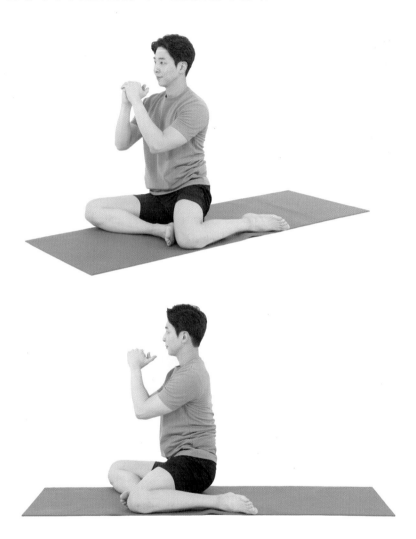

1   오른다리는 앞, 왼다리는 뒤를 향하게 앉는다
    (이를 신박스shin box 자세라고 한다).

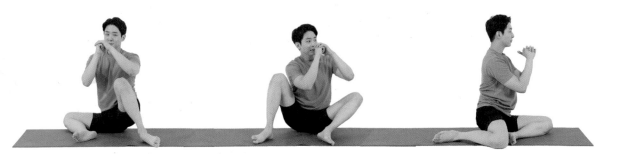

**2**　왼다리부터 움직이며 반대쪽으로 신박스 자세를 취한다.

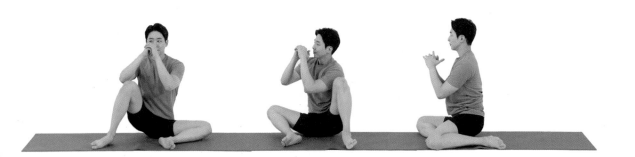

**3**　다시 오른다리부터 움직이며 시작 자세로 돌아온다.

- 매우 효과 좋은 운동이니 동영상을 보며 꼭 연습한다.
- 호흡은 편안하고 자연스럽게 한다.
- 이 동작을 왕복 6회 반복한다.

# 신박스 스쿼트 (shin box squat)

**효과** 고관절의 다양한 움직임을 통해 감각 신호를 뇌로 전달한다.
이로 인해 나에게 맞는 골반/다리 정렬을 찾게 된다.

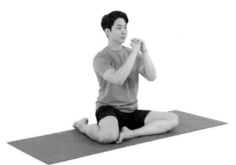
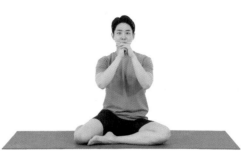

**1**  왼다리는 앞, 오른다리는 뒤를 향하게 하여 신박스 자세로 앉는다.

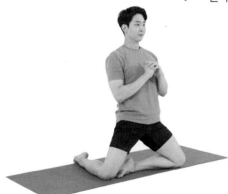
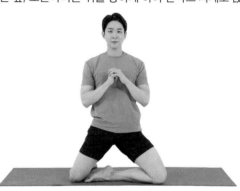

**2**  양쪽 무릎으로 바닥을 누르며 몸을 일으킨 후

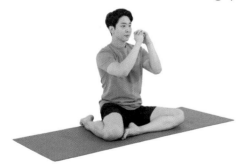
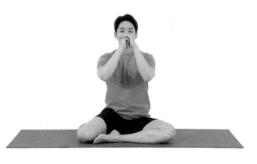

**3**  천천히 엉덩이를 내리며 시작 자세로 돌아온다.

- 몸을 일으킬 때 호흡 내쉬고, 시작 자세로 돌아오며 마신다.
- 8회 반복 후 신박스 자세를 반대(오른다리 앞, 왼다리 뒤)로 취해
  8회 반복한다.

# 무릎 꿇고 앉아 런지 자세 만들기

**효과** 고관절의 다양한 움직임을 통해 감각 신호를 뇌로 전달한다.
이로 인해 나에게 맞는 골반/다리 정렬을 찾게 된다.

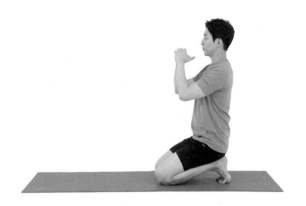

**1** 뒤꿈치를 든 채로 무릎을 꿇고 앉는다
(무릎이 아플 경우 무릎 아래 쿠션이나 베개를 댄다).

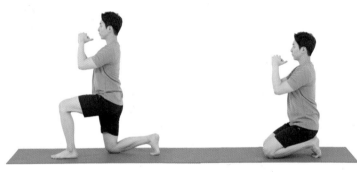

**2** 엉덩이를 들며 한쪽 다리를 세워
런지 자세를 취한다.
**3** 다시 시작 자세로 돌아온다.

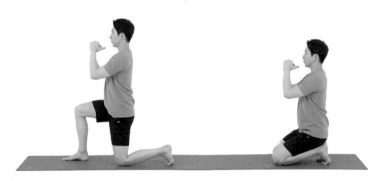

- 런지 자세를 만들 때 호흡 내쉬고, 시작 자세로 돌아오며 마신다.
- 이 동작을 왕복 8회 반복한다.

# 14 엉덩이와 다리가 저리고 아파요
## (좌골신경통)

엉덩이 쪽에는 '좌골신경'이라는 신경이 있다. 이 신경이 압박되거나 손상되거나 염증이 생기면 엉덩이와 다리 쪽으로 저린 듯한 통증이 생긴다. 심한 경우 발과 발가락에도 통증이 생긴다. 이를 '좌골신경통'이라 한다.

좌골신경통은 좌골신경 주변 근육의 과도한 긴장 때문에 발생할 수 있다. 이런 경우 운동을 통해 근육의 과도한 긴장을 해소하면 통증도 개선된다.

그래서 이번 챕터에서는 좌골신경 주변 근육의 컨디션을 회복하는 운동을 준비했다. 꾸준히 따라 한다면 당신의 불편함은 반드시 개선될 것이다.

---

**함 께 하 면 좋 은 운 동**

허리디스크나 척추관협착증에 의해서 좌골신경통이 발생할 수 있다. 지금부터 알려주는 운동을 한 후 **12. 허리가 아픈데 어떤 코어 운동을 해야 하나요?**(허리디스크, 척추협착증, 척추분리증)의 운동을 추가로 하라. 효과가 더 높아진다.

# 깍지 끼고 무릎 펴기

효과  다리 움직임을 통해 좌골신경 주변 근육의 컨디션을 회복한다.

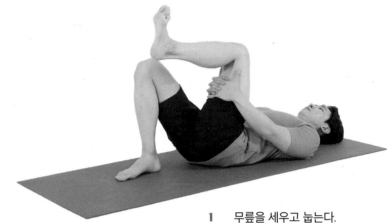

**1**  무릎을 세우고 눕는다.
**2**  한쪽 다리를 들고 허벅지 뒤쪽에 깍지를 낀다.

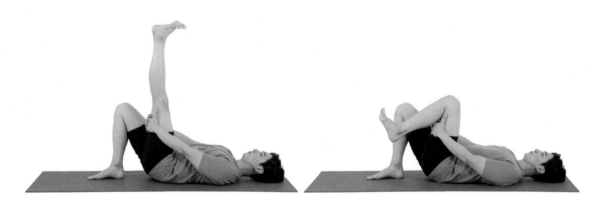

**3**  천장을 향해 부드럽게 다리를 뻗었다가 다리를 접어 시작 자세로 돌아온다.

- 다리가 완전히 펴지지 않아도 좋으니 할 수 있는 범위에서 최대한 노력한다.
  꾸준히 한다면 반드시 잘하게 된다.
- 다리를 뻗을 때 호흡 내쉬고, 다리 접으며 마신다.
- 이 동작을 한쪽당 8회 반복한다.

# 팔 뻗으며 몸통 앞으로 기울이기 (의자)

**효과** 상체 움직임을 통해 좌골신경 주변 근육의 컨디션을 회복한다.

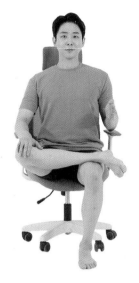

1 의자 앞쪽에 앉아서 오른쪽 발목을 왼쪽 무릎 위에 올린다.
2 오른쪽 무릎이 위로 올라가지 않도록, 오른손으로 지그시 누른다.
3 왼팔을 구부린다.

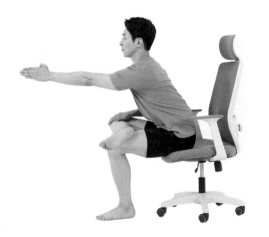 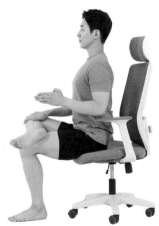

4 구부렸던 왼팔을 앞으로 뻗으며 상체를 앞으로 기울였다 돌아온다
(상체를 앞으로 기울일 때 척추가 굽지 않도록 주의한다).

• 상체를 앞으로 기울일 때 호흡 내쉬고, 시작 자세로 돌아오며 마신다.
• 이 동작을 한쪽당 8회 반복한다.

# 의자에 앉아 다리 뻗기

효과 다리 움직임을 통해 좌골신경 주변 근육의 컨디션을 회복한다.

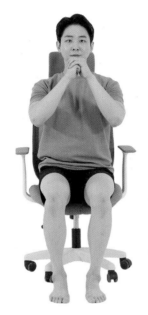

1    의자 앞쪽에 바른 자세로 앉는다.

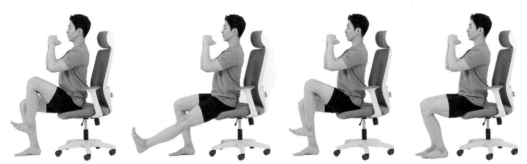

2    한쪽 다리를 들어 앞으로 뻗었다가 다시 무릎을 구부리며 시작 자세로 돌아온다
(다리를 움직이는 동안 척추가 굽지 않도록 주의한다).

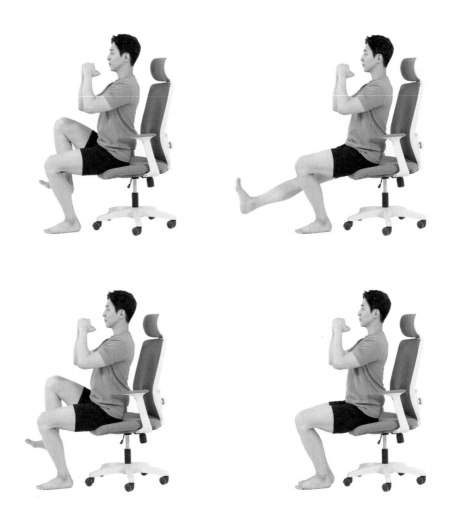

- 반대쪽도 똑같이 한다.
- 다리를 들 때 호흡 마시고, 뻗을 때 내쉬고, 다시 다리 접으며 호흡 마시고, 시작 자세로 돌아오며 내쉰다.
- 이 동작을 왕복 8회 반복한다.

**15** # O/X 다리 교정이 필요해요

O자 다리 운동

X자 다리 운동

무릎 사이 간격이 벌어져 다리가 O자 형태로 보이는 걸 'O자 다리'라고 한다. 반대로 무릎 사이 간격이 좁아져 다리가 X자 형태로 보이는 걸 'X자 다리'라고 한다. 두 자세 모두 무릎의 관절 중심화가 틀어진 상태이며, 이로 인해 통증이나 질환이 발생할 수 있다.

무릎은 고관절과 발 사이에 위치한다. 따라서 무릎은 고관절과 발의 영향을 받는다. 만약 고관절이나 발의 기능이 저하되면, 이로 인해 무릎의 관절 중심화도 틀어진다.

고관절에서만 기능 저하가 발생하면 무릎은 O자 형태로 틀어진다. 고관절과 발 모두 기능 저하가 발생하면 무릎은 X자 형태로 틀어진다.

따라서 O자 다리를 개선하기 위해선 고관절의 기능을 회복하는 운동을 해야 하고, X자 다리를 개선하기 위해선 고관절의 기능을 회복하는 운동과 함께 발의 기능을 회복하는 운동도 해야 한다.

이번 챕터에서는 고관절의 기능을 회복하는 운동을 소개한다. 만약 O자 다리라면 이번 챕터의 운동을 따라 하라. 만약 X자 다리라면 이번 챕터의 운동과 함께 '**19. 평발이라 발이 아파요**'의 운동을 함께 하라. 꾸준히 한다면 무릎의 정렬을 반드시 개선할 수 있다.

# 발 날로 바닥 누르며 엉덩이 올리기

**효과** 고관절의 기능을 향상하여 무릎의 정렬을 개선한다.

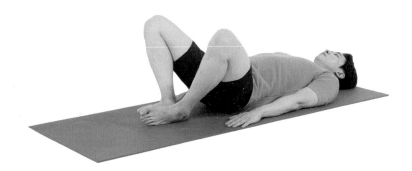

1 천장을 보고 눕는다.
2 양쪽 발바닥을 맞대고 발 날이 바닥에 닿도록 둔다.

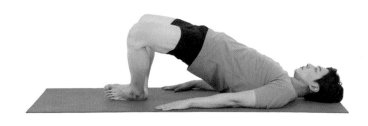

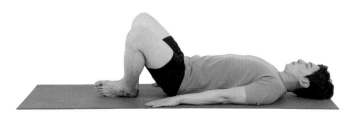

3 발 날로 바닥을 눌러 엉덩이를 올렸다 내린다.

- 일반 브릿지 운동에 비해 균형 잡기가 어렵다. 골반이 흔들리지 않도록 노력한다.
- 엉덩이 올릴 때 호흡 내쉬고, 내릴 때 마신다.
- 이 동작을 8회 반복한다.

# 엉덩이 올리고 무릎 벌리기

효과 고관절의 기능을 향상하여 무릎의 정렬을 개선한다.

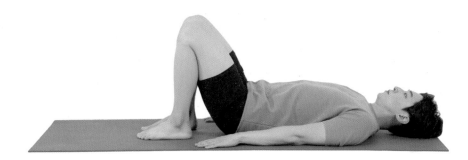

1    무릎을 세우고 눕는다.

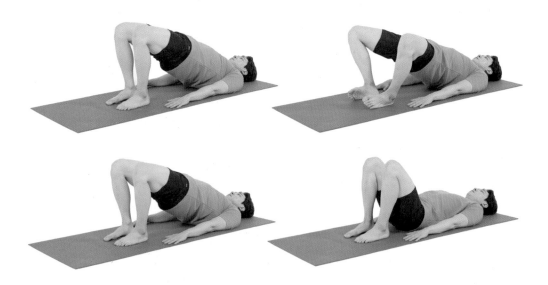

2    엉덩이를 들어올린 후 무릎을 벌린다.

3    다시 무릎을 모은 후 엉덩이를 내린다.

- 무릎을 벌리고 모으는 동안 골반이 흔들리지 않도록 노력한다.
- 호흡은 자연스럽고 편안하게 한다.
- 이 동작을 8회 반복한다.

# 엉덩이 들고 한발씩 올리기

효과 고관절의 기능을 향상하여 무릎의 정렬을 개선한다.

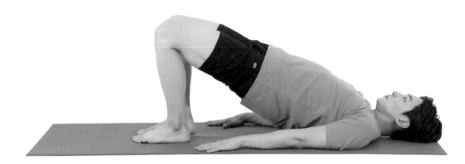

1    엉덩이를 들어 브릿지 자세를 취한다.

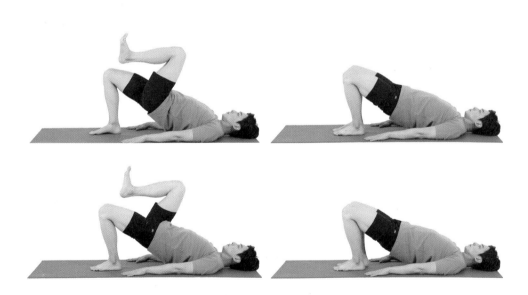

2    한발씩 올렸다 내린다.

•    다리를 움직이는 동안 골반이 흔들리지 않도록 노력한다.

•    다리를 올릴 때 호흡 내쉬고, 내릴 때 마신다.

•    이 동작을 왕복 8회 반복한다.

# 엉덩이 들고 한발씩 빼기

효과 고관절의 기능을 향상하여 무릎의 정렬을 개선한다.

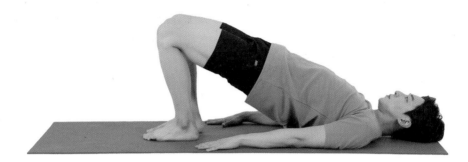

1    엉덩이를 올려 브릿지 자세를 취한다.

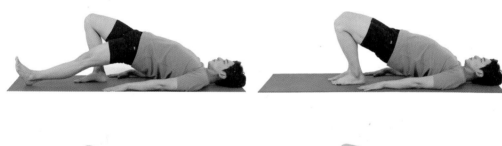

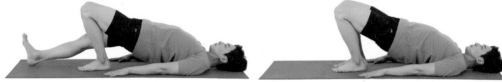

2    한발을 길게 뻗어 뒤꿈치를 바닥에 댄 후 시작 자세로 돌아온다.

• 다리를 움직이는 동안 골반이 흔들리지 않도록 노력한다.
• 다리를 뻗을 때 호흡 내쉬고, 시작 자세로 돌아오며 마신다.
• 이 동작을 왕복 8회 반복한다.

# 무릎 정렬 유지하며 앉았다 일어나기

**효과** 올바른 움직임을 반복하여 다리의 정상 정렬을 학습한다.

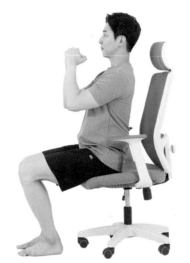

**1** 의자 앞쪽에 바른 자세로 앉는다.

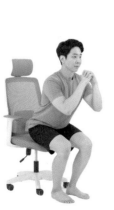 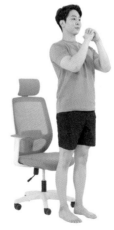

**2** 몸을 앞으로 기울여 무게중심을 발로 이동한 뒤, 바른 자세로 일어난다(이때 양쪽 무릎 사이가 모이거나(X자 다리) 벌어지지(O자 다리) 않도록 일정한 간격을 유지한다).

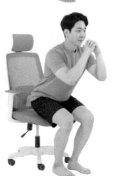 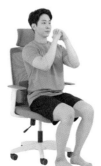

**3** 다시 엉덩이를 뒤로 빼며 의자에 앉는다 (이때도 마찬가지로 무릎 사이 간격을 유지한다).

- 호흡은 편안하고 자연스럽게 한다.
- 이 동작을 10회 반복한다.

# 무릎이 아파 스퀘트는 못 하는데 다리 근육이 필요해요

다리에 근육이 많을수록 건강하고 오래 산다고 한다. 사실 놀랄 일도 아니다. 근육이 있어야 건강하다는 건 일반적인 상식이니까.

진짜 문제는 "어떻게 다리 근육을 만들 것인가?"이다.

근육을 만들기 위해 인터넷에 다리 운동을 검색하면 대표적인 운동으로 '스퀘트(squat)'가 나온다. 매우 좋은 운동이지만 무릎이 아픈 사람에겐 하기 힘든 운동이다.

이런 사람을 위해 무릎이 아파도 할 수 있는 다리 운동을 준비했다. 앞으로 소개할 운동은 스퀘트에 비해 무릎에 가해지는 부하가 적다. 따라서 무릎에 부담 없이 다리 근육을 키울 수 있다.

이 운동들을 꾸준히 하여 다리 근력이 향상하고 무릎 통증이 줄어들었다면, 스퀘트에 도전하라. 스퀘트는 다리 근육을 키울 뿐 아니라, 신체의 전반적인 기능을 모두 향상하는 아주 좋은 운동이다. 스퀘트를 할 수 있는 몸과 그렇지 않은 몸은 기능적으로 큰 차이가 있다.

추가 주의사항이 있다. 운동마다 권장 횟수가 쓰여 있지만, 너무 힘들다면 횟수를 줄여도 좋다. 또한, 책에 있는 모든 운동을 따라 하지 않아도 좋다. 내가 할 수 있는 운동을, 할 수 있는 만큼만 하면 된다. 대신, 매일 꾸준히 하라. 포기하지 말고, 조바심 내지 마라. 조바심은 성공을 망치는 가장 큰 적이다. 할 수 있는 범위에서 매일 꾸준히 하면 결국 성공하게 된다.

# 누워서 엉덩이 들기

**효과** 무릎에 부하가 적은 동작을 통해 다리 근육을 안전하게 강화한다.

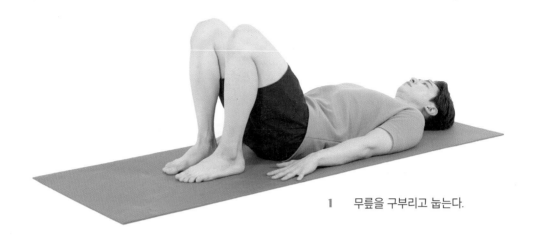

1    무릎을 구부리고 눕는다.

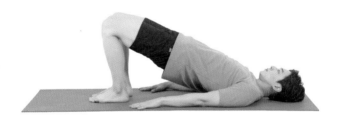

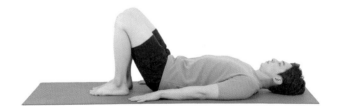

2    발바닥으로 바닥을 눌러 엉덩이를 올렸다 내린다.

- 양쪽 다리의 힘을 똑같이 쓰도록 노력한다.
- 엉덩이를 올릴 때 호흡 내쉬고, 내릴 때 마신다.
- 이 동작을 8회 반복한다.

# 엉덩이 들고 한발씩 올리기

**효과** 무릎에 부하가 적은 동작을 통해 다리 근육을 안전하게 강화한다.

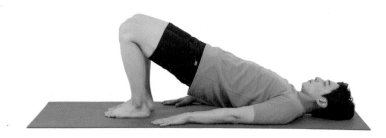

1   엉덩이를 들어 브릿지 자세를 취한다.

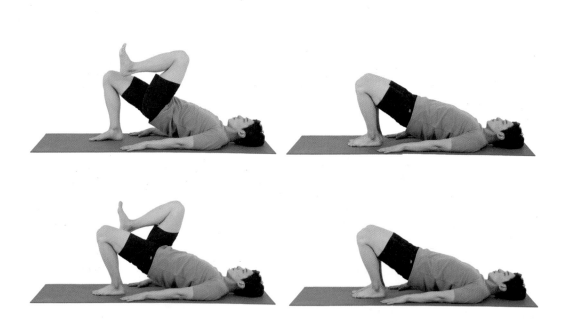

2   한발씩 올렸다 내린다.

- 다리를 많이 올리지 못해도 괜찮다. 할 수 있는 범위에서 최선을 다한다. 꾸준히 하다 보면 잘하게 된다.
- 다리를 움직이는 동안 골반이 흔들리지 않도록 노력한다.
- 다리를 올릴 때 호흡 내쉬고, 내릴 때 마신다.
- 이 동작을 왕복 8회 반복한다.

# 무릎 회전 운동

**효과** 무릎에 부하가 적은 동작을 통해 다리 근육을 안전하게 강화한다.

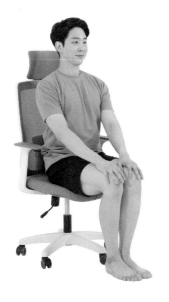
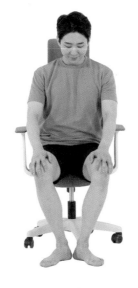
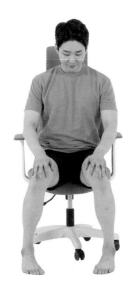

**1**  의자 앞쪽에 앉아 다리를 모은다.

**2**  앞꿈치-뒤꿈치 순서로 움직이며 다리를 벌리고,

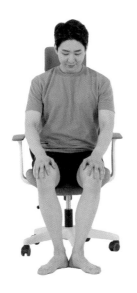
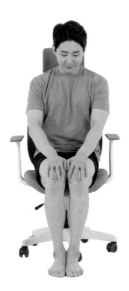

**3**  다시 뒤꿈치-앞꿈치 순서로 움직이며 다리를 모은다.

- 호흡은 편안하고 자연스럽게 한다.
- 이 동작을 8회 반복한다.

# 의자에 앉아 다리 뻗기

효과 무릎에 부하가 적은 동작을 통해 다리 근육을 안전하게 강화한다.

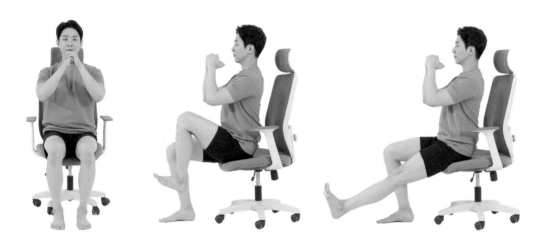

1    의자 앞쪽에 바른 자세로 앉는다.

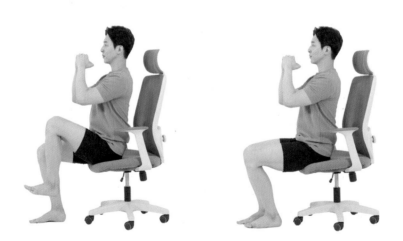

2    한쪽 다리를 들어 앞으로 뻗었다가 다시 무릎을 구부리며 시작 자세로 돌아온다
     (다리를 움직이는 동안 척추가 굽지 않도록 주의한다).

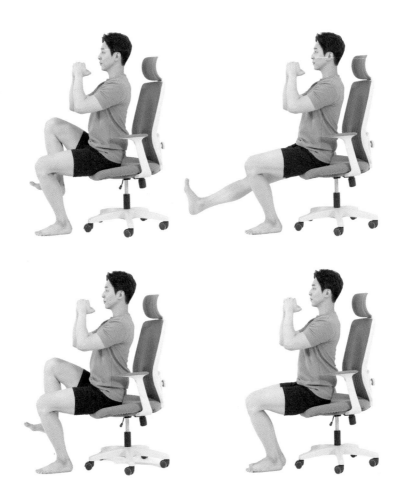

- 반대쪽도 똑같이 한다.
- 다리를 들 때 호흡 마시고, 뻗을 때 내쉬고, 다시 다리 접으며 호흡 마시고, 시작 자세로 돌아오며 내쉰다.
- 이 동작을 왕복 8회 반복한다.

# 무릎에 손 짚고 일어나기

**효과**  무릎에 부하가 적은 동작을 통해 다리 근육을 안전하게 강화한다.

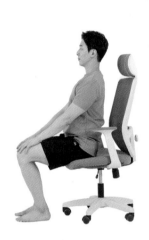
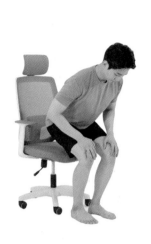

**1**  의자 앞쪽에 바른 자세로 앉아 양손을 무릎 위에 둔다.

**2**  몸을 앞으로 기울여 무게중심을 발 쪽으로 이동한 후 손으로 무릎을 밀며 일어난다.

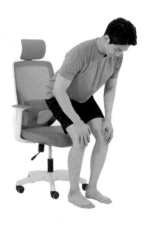
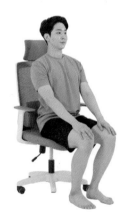

**3**  다시 엉덩이를 뒤로 빼고 손을 무릎 위에 올리며 앉는다.

- 부족한 다리의 힘을 팔의 힘으로 보조하는 운동이다. 팔의 도움을 충분히 받으며 운동한다.
- 호흡은 자연스럽고 편안하게 한다.
- 이 동작을 10회 반복한다.

# 17 종아리가 붓고, 쥐 나고, 아파요 / 종아리 혈액순환이 필요해요
## (하지정맥류)

지구에 사는 인간은 누구나 중력의 영향을 받는다. 중력에 의해 심장에서 나온 혈액은 다리 쪽으로 고이게 된다. 이때 종아리 근육이 다리의 혈액을 위로 올려 주는 펌프 역할을 한다. 그래서 종아리 근육을 '제2의 심장'이라고 부른다.

그런데 종아리 근육의 기능이 저하되면 펌프 역할을 하지 못해 혈액순환에 문제가 생긴다. 혈액순환이 되지 않으면 종아리가 붓고, 아프다. 새벽에 종아리에 쥐가 나 잠을 깨기도 한다. 심한 경우 종아리의 혈관이 겉으로 보이는 하지정맥류가 발생한다.

심지어 혈류가 막혀 혈전이 쉽게 생기는데, 이로 인해 뇌졸중이나 심장질환이 유발될 수 있다. 연구에 따르면 종아리 근육의 기능이 저하될수록 심장질환에 걸릴 위험이 커진다고 한다.

종아리 문제를 개선하기 위해선 운동을 해야 하는데, 단순히 근육을 강화하는 운동으로는 부족하다. 종아리 근육의 기능을 회복하는 운동을 해야 효과적으로 문제를 개선할 수 있다.

그래서 이번 챕터에서는 종아리 근육의 기능을 회복하는 운동을 소개한다. 평소 종아리에 불편함을 느낀다면 지금부터 알려주는 운동을 꼭 하라. 제2의 심장이 당신의 인생을 건강하게 이끌어줄 것이다.

# 의자에 앉아 뒤꿈치-앞꿈치 들기

**효과** 종아리 근육의 불편함을 줄이고 기능을 향상한다.

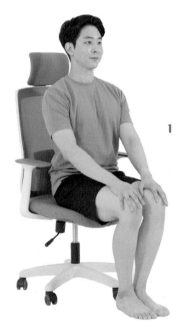

**1** 의자 앞쪽에 앉아 다리를 모은다.

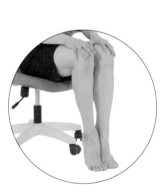
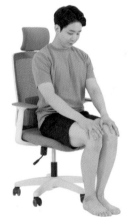
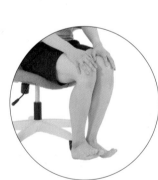
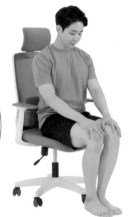

**2** 뒤꿈치를 올렸다 내린 후

**3** 앞꿈치도 올렸다 내린다.

- 호흡은 자연스럽고 편안하게 한다.
- 이 동작을 8회 반복한다.

# 의자에 앉아 뒤꿈치-앞꿈치 교차하여 들기

**효과** 종아리 근육의 불편함을 줄이고 기능을 향상한다.

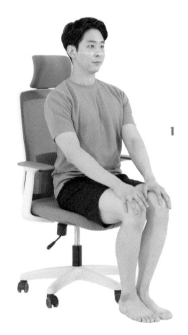

**1** 의자 앞쪽에 앉아 다리를 모은다.

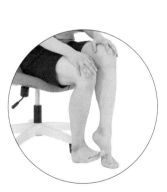
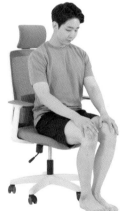
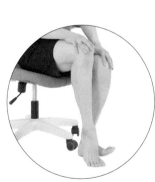
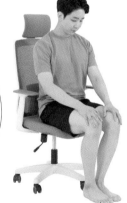

**2** 왼쪽 뒤꿈치와 오른쪽 앞꿈치를 올렸다 내린다.

**3** 반대로 오른쪽 뒤꿈치와 왼쪽 앞꿈치를 올렸다 내린다.

- 호흡은 자연스럽고 편안하게 한다.
- 이 동작을 왕복 8회 반복한다.

# 종아리 슬라이딩

**효과** 종아리 근육의 불편함을 줄이고 기능을 향상한다.

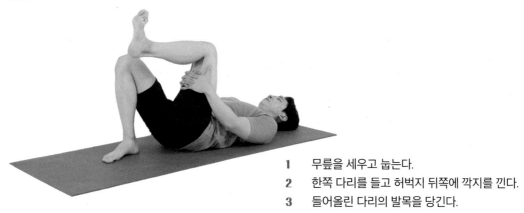

1. 무릎을 세우고 눕는다.
2. 한쪽 다리를 들고 허벅지 뒤쪽에 깍지를 낀다.
3. 들어올린 다리의 발목을 당긴다.

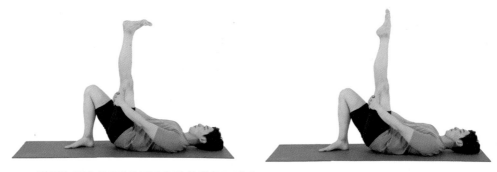

4. 발목을 당긴 상태에서 무릎을 편 후 발목도 편다
   (무릎과 발목이 완전히 펴지지 않아도 좋으니 할 수 있는 범위에서 최선을 다한다).

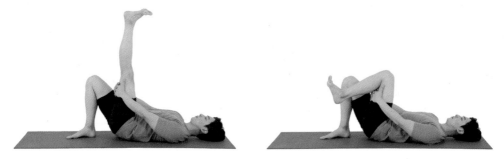

5. 다시 발목을 당기고 무릎을 접어 시작 자세로 돌아온다.

- 호흡은 자연스럽고 편안하게 한다.
- 이 동작을 한쪽당 8회 반복한다.

# 누워서 뒤꿈치 들기

**효과** 종아리 근육의 불편함을 줄이고 기능을 향상한다.

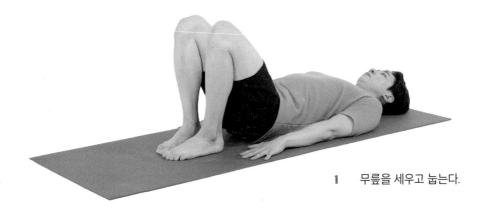

**1**    무릎을 세우고 눕는다.

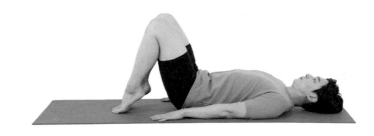

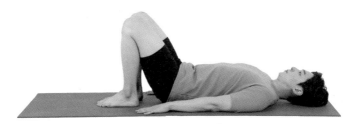

**2**    까치발 서듯 뒤꿈치를 올렸다 내린다.

- 동작을 강하게 하면 쥐가 날 수 있으니 부드럽게 움직인다.
- 뒤꿈치 올릴 때 호흡 내쉬고, 내릴 때 마신다.
- 이 동작을 8회 반복한다.

# 엉덩이 들고 뒤꿈치 들기

효과 종아리 근육의 불편함을 줄이고 기능을 향상한다.

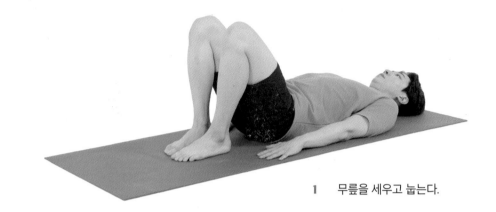

1    무릎을 세우고 눕는다.

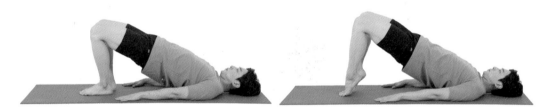

2    엉덩이를 들어올린 상태에서 까치발 서듯 뒤꿈치를 든다.

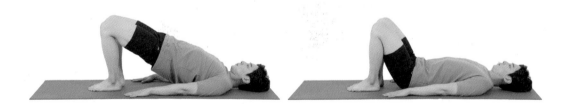

3    뒤꿈치를 내린 후 엉덩이를 내려 시작 자세로 돌아온다.

- 동작을 강하게 하면 쥐가 날 수 있으니 부드럽게 움직인다.
- 호흡은 자유롭고 편안하게 한다.
- 이 동작을 8회 반복한다.

# 서서 뒤꿈치 들기

효과 종아리 근육의 불편함을 줄이고 기능을 향상한다.

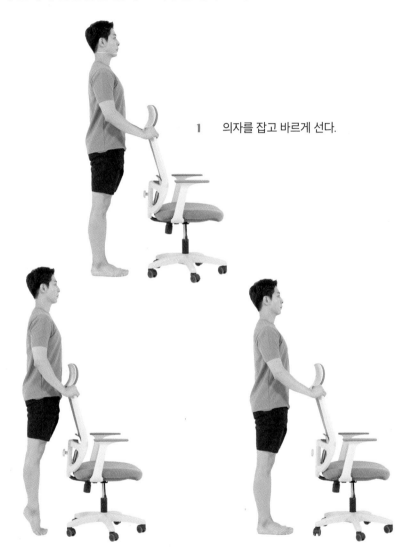

1   의자를 잡고 바르게 선다.

2   까치발 서듯 뒤꿈치를 올렸다 내린다.

- 동작을 강하게 하면 쥐가 날 수 있으니 부드럽게 움직인다.
- 뒤꿈치를 올릴 때 호흡 내쉬고, 내릴 때 마신다.
- 이 동작을 10회 반복한다.

# 발목을 자주 삐어요 /
# 발목이 시큰거리고 아파요 /
# 발목이 뻣뻣해요

건물의 기초가 무너지면 건물 전체가 틀어진다. 발은 우리 몸의 기초이므로 발이 무너지면 몸 전체가 틀어진다.

만약, 발목과 발가락이 뻣뻣하고 발의 아치가 제대로 기능하지 못한다면, 몸의 기초가 무너진 것이다. 몸 전체가 틀어지기 전에 빨리 문제를 해결해야 한다.

발목과 발가락이 유연하고 안정적으로 움직여야 건강한 발이다. 발의 아치는 신체 움직임에 따라 기능적으로 조절돼야 한다. 건강한 발을 만들기 위한 발가락 운동은 '**20. 발바닥이 아파요(족저근막염)/발가락에 쥐가 나요**'에서, 발의 아치 운동은 '**19. 평발이라 발이 아파요**'에서 알아볼 것이다.

이번 챕터에서는 발목을 유연하고 안정적으로 만드는 운동을 알아보자. 평소 발목이 뻣뻣하고, 자주 삐고, 통증을 느낀다면 지금부터 알려주는 운동을 하라. 발목의 문제는 물론이고 온몸의 기능 또한 향상될 것이다.

# 누워서 무릎 당기고 발목 당겼다 펴기

효과 다양한 움직임을 통해 부드럽고 안정적인 발목을 만든다.

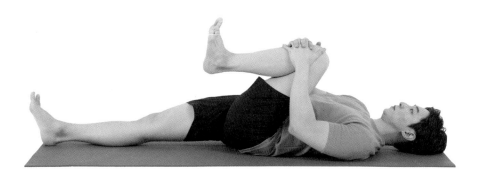

1 천장을 보고 눕는다.
2 왼쪽 다리를 구부리고 정강이에 깍지를 껴 가슴 쪽으로 당긴다.

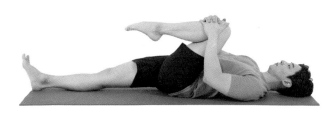

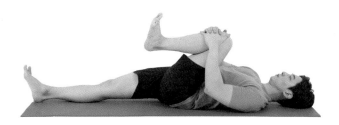

3 발목을 폈다 당겼다 반복한다.

• 발목을 제외한 다른 관절이 움직이지 않도록 주의한다.
• 발목을 펼 때 호흡 내쉬고, 당길 때 마신다.
• 이 동작을 한쪽당 8회 반복한다.

# 누워서 무릎 당기고 발목 회전하기

효과  다양한 움직임을 통해 부드럽고 안정적인 발목을 만든다.

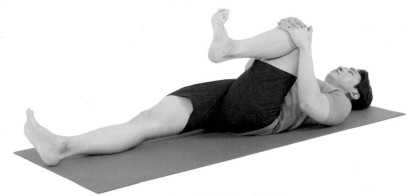

1    천장을 보고 눕는다.
2    왼쪽 다리를 구부리고 정강이 앞에 깍지를 껴 가슴 쪽으로 당긴다.

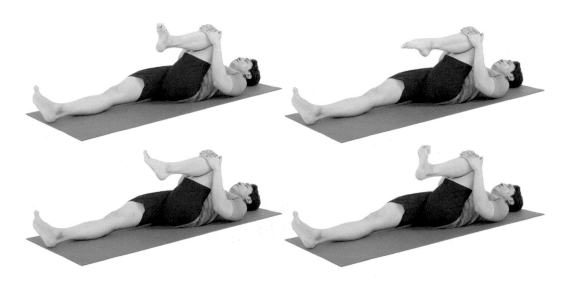

3    발목을 바깥쪽으로 회전한다.

- 발목을 제외한 다른 관절이 움직이지 않도록 주의한다.
- 호흡은 자연스럽고 편안하게 한다.
- 바깥쪽으로 8번 회전 후 안쪽으로도 8번 회전한다.
- 반대쪽 다리도 똑같이 한다.

# 다리 펴고 앉아 발목 당겼다 펴기

**효과** 다양한 움직임을 통해 부드럽고 안정적인 발목을 만든다.

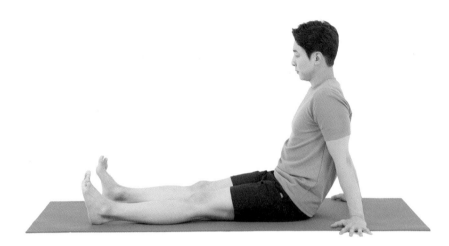

1    다리를 펴고 앉는다.

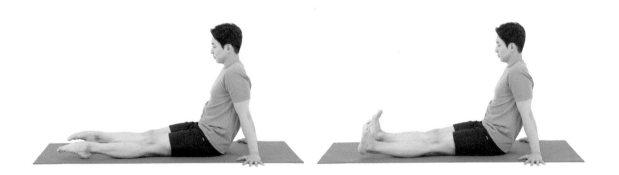

2    발목을 당겼다 폈다 반복한다.

- 발목을 제외한 다른 관절이 움직이지 않도록 주의한다.
- 발목을 펼 때 호흡 내쉬고, 당길 때 마신다.
- 이 동작을 8회 반복한다.

# 다리 펴고 앉아 발목 회전하기

**효과** 다양한 움직임을 통해 부드럽고 안정적인 발목을 만든다.

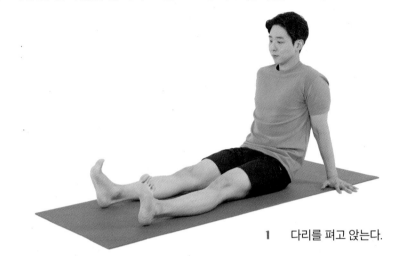

1     다리를 펴고 앉는다.

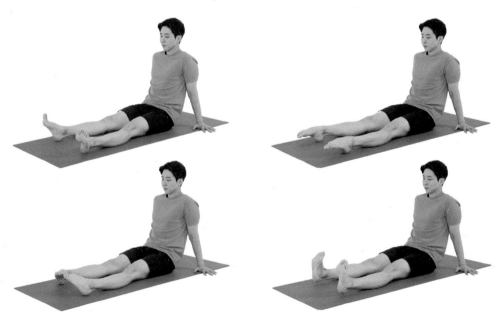

2     발목을 바깥쪽으로 회전한다.

- 발목을 제외한 다른 관절이 움직이지 않도록 주의한다.
- 호흡은 자연스럽고 편안하게 한다.
- 바깥쪽으로 8회 회전 후 안쪽으로 8회 회전한다.

# 런지 자세에서 무릎 구부리기

**효과** 다양한 움직임을 통해 부드럽고 안정적인 발목을 만든다.

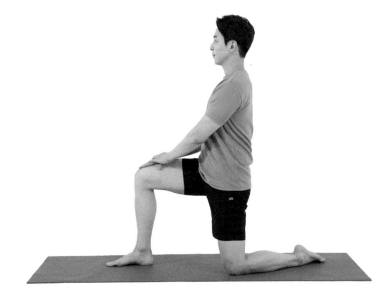

**1**  왼쪽 무릎을 바닥에 대고 오른쪽 다리를 앞에 세워 런지 자세를 취한다
(무릎이 아프다면 무릎 아래 쿠션이나 베개를 댄다).

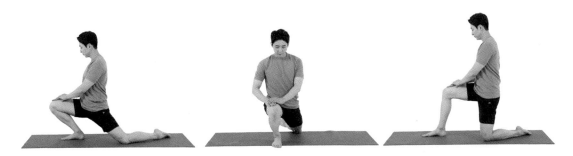

**2**  오른쪽 뒤꿈치가 바닥에서 들리지 않도록 노력하며, 무릎을 앞으로 구부렸다 돌아온다.

- 무릎이 안쪽이나 바깥쪽으로 기울지 않고, 가운데 방향을 향하도록 주의한다.
- 무릎을 구부릴 때 호흡 내쉬고, 시작 자세로 돌아오며 마신다.
- 이 동작을 한쪽당 8회 반복한다.

# 한발로 서기

**효과** 다양한 움직임을 통해 부드럽고 안정적인 발목을 만든다.

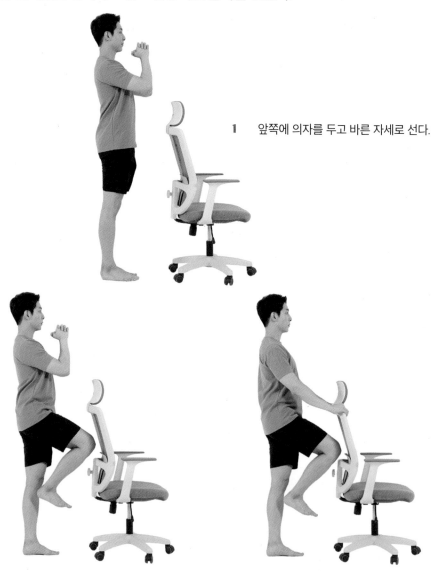

1  앞쪽에 의자를 두고 바른 자세로 선다.

2  한쪽 다리를 들고 한발로 중심을 잡는다.

- 이 동작을 한쪽당 10초 3세트 반복한다.
- 만약 중심을 잡기 힘들다면 의자를 잡고 연습한다.

# 19 평발이라 발이 아파요

평발 개선 루틴

발에는 아치(arch)가 있다. 자동차의 서스펜션 같은 역할이다. 자동차의 서스펜션은 노면에서 올라오는 충격이 차체와 탑승자에게 전달되는 것을 줄여준다. 이와 마찬가지로 발의 아치는 완충 작용을 하여 지면에서 몸으로 전달되는 충격을 줄여준다.

만약 발의 아치가 무너지면 충격을 상쇄하지 못한다. 이로 인해 몸으로 전달되는 충격이 커져 조금만 걸어도 발이 아프고, 온몸이 금방 피곤해진다.

또한, 발의 아치가 무너지면 온몸의 관절 중심화가 틀어진다. 발은 몸의 기초이기 때문에 기초가 무너지면서 온몸이 틀어지는 것이다. 관절 중심화가 틀어진 움직임은 관절에 스트레스를 쌓이게 하고, 이로 인해 통증이나 질환이 발생한다. 이처럼 발의 문제는 신체 전반의 문제로 번지기 때문에 최대한 빨리 해결해야 한다.

발의 아치가 무너진 발을 흔히 '평발'이라고 부른다. 평발은 발생 시점에 따라 두 가지로 나눌 수 있다. 선천적으로 타고난 '구조적 평발'과 후천적으로 발생한 '기능적 평발'이다.

구조적 평발은 타고난 평발로서 운동으로 개선하기 힘들다. 다행히도 구조적 평발은 남들보다 발의 피로감을 일찍 느낄 순 있지만, 평발로 인해 온몸이 틀어지는 문제는 생기지 않는다. 세계적인 축구 선수인 박지성 선수와 국민 마라토너 이봉주 선수도 구조적 평발이다.

정말 문제가 되는 것은 기능적 평발이다. 앞서 말한 온몸을 틀어지게 만드는 평발이 기능적 평발이다. 기능적 평발은 운동 부족 등의 이유로 아치가 무너지며 발생한다. 그러므로 꾸준한 운동을 통해 아치의 기능을 회복해야 한다. 하루라도 빨리 운동을 시작해야 온몸이 틀어지는 걸 막을 수 있다.

이번 챕터에서는 발의 아치를 회복하는 운동을 알아보겠다. 평소 평발로 고통받고 있다면 지금부터 알려주는 운동을 꼭 하라. 발뿐만 아니라 온몸을 구하게 될 것이다.

**함 께 하 면 좋 은 운 동**

**20. 발바닥이 아파요(족저근막염)/발가락에 쥐가 나요**의 운동을 먼저 하고 지금부터 알려주는 운동을 하라. 효과가 더 높아진다.

# 서서 몸 앞으로 기울이기

**효과** 기능적 움직임을 통해 발의 아치를 개선한다.

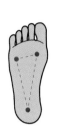 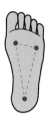

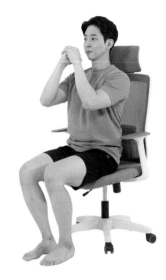

**1**    의자에 앉아 발바닥의 세 지점이 바닥에 닿도록 발을 둔다.

**2**    세 지점으로 바닥을 누르며 의자에서 일어난다.

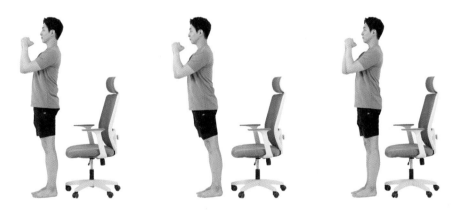

**3**    몸을 앞으로 기울여 발바닥 앞쪽으로 체중을 실었다가 다시 시작 자세로 돌아온다
(시작 자세로 돌아왔을 땐 발바닥의 세 지점이 모두 바닥에 붙어 있어야 한다).

- 몸을 기울일 때 척추가 굽지 않도록 바른 자세를 유지한다.
- 몸을 기울일 때 호흡 내쉬고, 시작 자세로 돌아오며 마신다.
- 이 동작을 10회 3세트 반복한다.
- 하루에도 여러 번, 수시로 해야만 아치를 개선할 수 있다.

# 발바닥이 아파요(족저근막염) / 발가락에 쥐가 나요

### 1. 발바닥이 아파요

발바닥을 바늘로 찌르는 듯한 통증을 느낄 때가 있다. 병원에 가면 보통 '족저근막염'을 진단받는다. 족저근막염은 발바닥에 있는 근막(족저근막)에 스트레스가 쌓여 염증이 생긴 것이다.

족저근막염이 생기면 발바닥을 찌르는 듯한 통증이 생기고, 발가락을 발등 쪽으로 구부릴 때 통증이 심해지기도 한다.

족저근막염이 발생하는 가장 큰 원인은 발의 무리한 사용이다. 갑자기 많은 운동을 하거나, 오래 서 있거나, 딱딱한 신발을 신거나, 체중이 많이 나가는 등 족저근막에 지속적인 스트레스가 쌓이는 환경에서 족저근막염이 발생한다.

따라서 가장 중요한 처치는 휴식이다. 발바닥에 무리를 주는 활동을 피하고, 족저근막에 컨디션을 회복하는 운동을 통해 회복 속도를 높여야 한다.

### 2. 발가락에 쥐가 나요

발가락의 문제는 발에서 그치는 것이 아니라 거북목을 만들기도 한다.

인간이 걸을 때 뒤쪽 발의 발가락은 잘 구부려져야 한다. 만약, 발가락이 뻣뻣해져 제대로 구부러지지 못하면, 이에 대한 보상작용으로 다리를 정상 속도보다 빨리 들어올리게 된다. 다리를 비정상적으로 빨리 들어올리는 걸음 습관은 목을 앞으로 내미는 움직임을 유발한다. 이로 인해 거북목 자세가 될 수 있다.

인간의 몸은 모두 연결되어 있기에 발가락의 문제가 온몸으로 번지는 것이다.

이처럼 발가락은 굉장히 중요한 관절이지만 우리는 이 사실을 간과한다. 가장 최근에 발가락을 움직였을 때는 언제인가? 아마 생각도 안 날 것이다. 꾸준히 운동하는 사람조차 발가락을 움직이는 일은 많지 않다. 사람들 대부분이 발가락 움직임에 적합하지 않은 신발을 신고 운동하기 때문이다. 이처럼 평소에 발가락을 움직이지 않으니 발가락은 뻣뻣해지고, 조금 움직였는데 쥐가 나기도 한다.

이번 챕터에서는 발가락의 움직임을 향상하고, 족저근막의 컨디션을 회복하는 운동을 소개한다. 평소 발가락이 뻣뻣하고, 발바닥에 통증을 느낀다면 지금부터 알려주는 운동을 하라. 건강한 발뿐만 아니라 건강한 몸을 갖게 될 것이다.

**함 께 하 면 좋 은 운 동**
이번 챕터의 운동을 한 후 **19. 평발이라 발이 아파요**의 운동을 추가로 하라. 효과가 더 높아진다.

# 의자에 앉아 발가락 오므렸다 펴기

**효과** 발가락을 부드럽고 안정적으로 만든다. 족저근막의 회복력을 높인다.

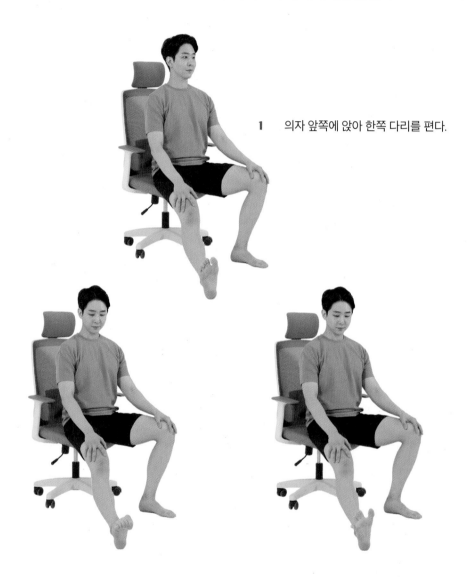

**1**   의자 앞쪽에 앉아 한쪽 다리를 편다.

**2**   발가락으로 주먹을 쥐듯 오므렸다가, 발가락 사이사이가 벌어지도록 편다.

- 발가락 오므릴 때 호흡 내쉬고 펼 때 마신다.
- 이 동작을 한쪽당 10회 반복한다.

# 한쪽 다리 들고 발목 당겼다 펴기

효과 발가락을 부드럽고 안정적으로 만든다. 족저근막의 회복력을 높인다.

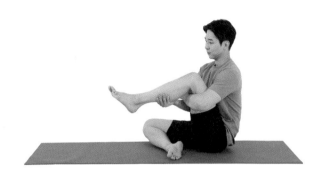

1 바닥에 앉아 한쪽 다리를 들어 팔로 잡아준다.
2 반대쪽 손으로 종아리를 가볍게 쥔다.

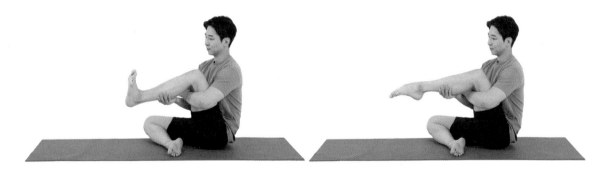

3 발목을 당겼다 폈다 반복한다.

• 발목을 당길 때 호흡 마시고, 펼 때 내쉰다.
• 이 동작을 한쪽당 8회 반복한다.

# 한쪽 다리 들고 발가락 오므렸다 펴기

**효과** 발가락을 부드럽고 안정적으로 만든다. 족저근막의 회복력을 높인다.

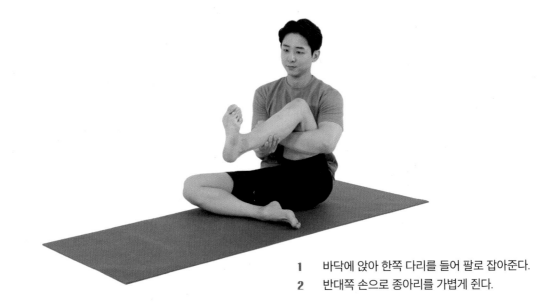

1  바닥에 앉아 한쪽 다리를 들어 팔로 잡아준다.
2  반대쪽 손으로 종아리를 가볍게 쥔다.

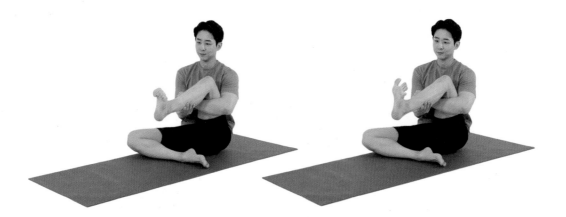

3  발가락으로 주먹을 쥐듯 오므렸다가, 발가락 사이사이가 벌어지도록 편다.

•  발가락 오므릴 때 호흡 내쉬고, 펼 때 마신다.
•  이 동작을 한쪽당 8회 반복한다.

# 한쪽 발 세우고 앉기

**효과** 발가락을 부드럽고 안정적으로 만든다. 족저근막의 회복력을 높인다.

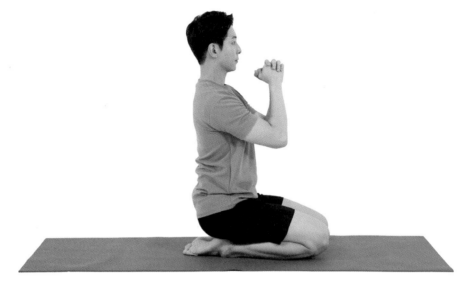

1 무릎을 꿇고 앉아 손은 가슴 앞에서 깍지를 낀다(무릎이 아프다면 무릎 아래 쿠션이나 베개를 댄다).

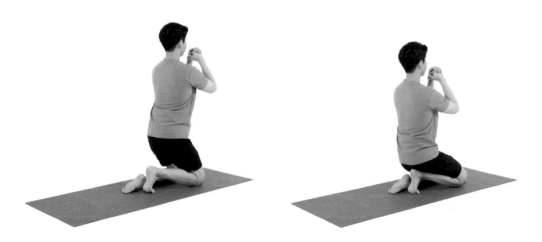

2 한쪽 발을 세운 뒤 뒤꿈치 위에 앉아 발바닥을 늘려준다.

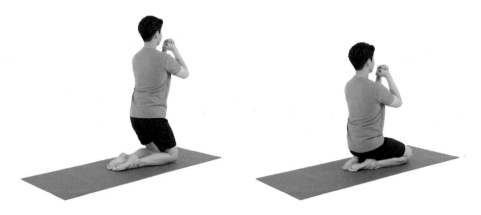

**3** 다시 발을 눕히고 앉아 시작 자세로 돌아온다.

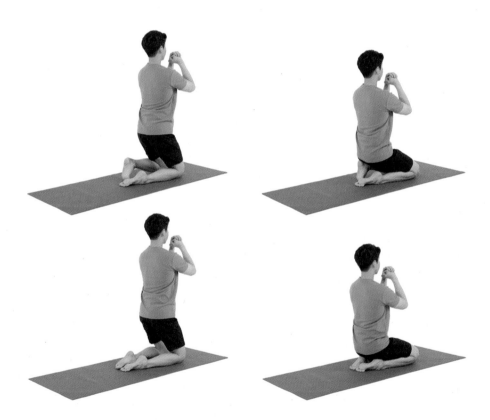

- 반대쪽도 똑같이 한다.
- 호흡은 자유롭고 편안하게 한다.
- 이 동작을 왕복 6회 반복한다.

# 양쪽 발 세우고 앉아 몸통 뒤로 기울이기

**효과** 발가락을 부드럽고 안정적으로 만든다. 족저근막의 회복력을 높인다.

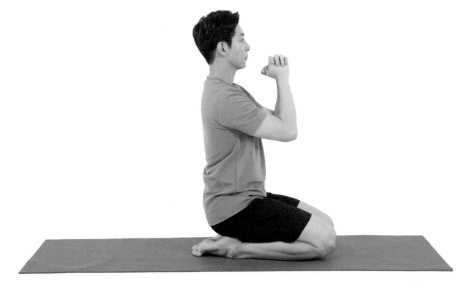

1    무릎을 꿇고 앉는다(무릎이 아프다면 무릎 아래 쿠션이나 베개를 댄다).

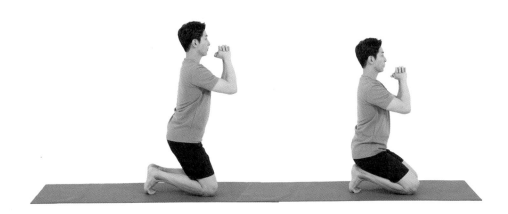

2    양쪽 발을 세우고 뒤꿈치 위에 앉아 발바닥을 늘려준다.

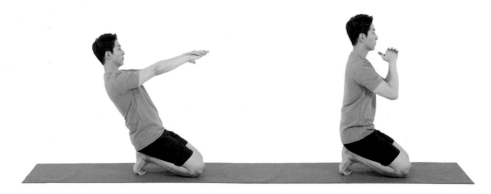

3    발바닥에 압력을 주기 위해 몸을 뒤쪽으로 기울였다 돌아온다(몸을 뒤쪽으로 기울일 때 균형을 잡기 위해 팔을 앞으로 뻗는다).

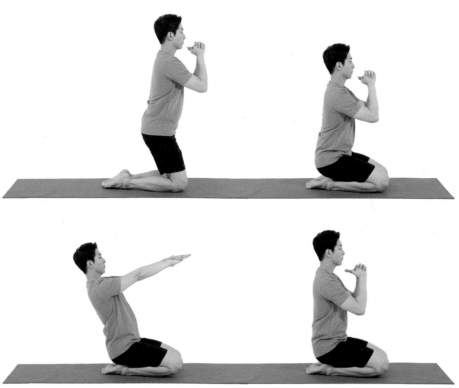

4    다시 발을 눕히고 3번 동작과 똑같이 움직인다.

- 호흡은 자유롭고 편안하게 한다.
- 이 동작을 왕복 6회 반복한다.

**MOSTIC**

모스틱, 자세를 만듭니다

매일 써야 하는 어깨에 순간순간 통증이 느껴지고 일상생활에 불편함이 있었습니다. 정형외과에 가 보았지만 별 이상이 없다 하셔서 물리치료를 받고 약을 받아 왔었습니다. 하지만 불편함이 없어지지 않아 집에서 혼자 스트레칭도 했습니다. 방법을 제대로 몰라 별 효과는 없었고요. 그러다 모스틱을 알게 되었는데 '이걸 따라 한다고 되겠어?' 의심을 하면서 일단 따라 해 보았습니다. 첫날은 아프더라고요. 그런데 하고 나면 시원한 느낌이 좋아서 며칠을 따라 했더니 신기하게 괜찮아진 거 있죠? 너무 신기하고 감사해서 일부러 글 남기러 왔어요. 감사합니다. 💕 - clover_ym

저는 일본에 거주하고 있는 모스틱 구독자입니다. 평소에 골프와 근력 운동으로 인해 허리골반비 대칭에 목, 허리, 등, 엉덩이에 항상 통증을 동반하며 살고 있었습니다. 여러 마사지와 스트레칭 등으로 케어해 왔지만 골반은 돌아오지 않고 매일 통증이 반복되었어요. 여러 유튜브 영상을 찾아보다 진짜찐!!! 효율적인 똑똑한 쌤의 영상에 단 한 번 해 보고도 감동했습니다! 운동 전후 아침 기상 후, 취침 전 두 번씩 일주일째입니다. 통증 없이 결림 없이 동작이 편해지고 있습니다. 😊 감사합니다~~~ 💕 - 地裕美

매주 새로운 동작들이 나올 때마다 무척 씐나요~ 영상 올라오는 것이 기다려질 만큼! 한번 시작하면 끝까지 다 하게 되는 마법 같은 힘도 있고요. 무더운 여름, 운동을 꾸준하게 해야 하는데 시작하는 게 어렵지, 시작만 하면 무언가에 끌리듯 끝까지 다 하는 저 자신을 보며 정말 놀랄 때가 한두 번이 아니었어요. 건강 조심하시고 늘 웃음이 넘쳐나는 하루 보내세요 - 권옥*

# Part
# 3

# 생활의 질을 향상하는
# 모스틱 프로그램

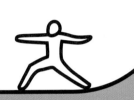

아침의 활력과 밤의 숙면을 도와주는 운동, 하체와 상체를 풀어 주는 운동, 사무실

의자에 앉아서 틈틈이 할 수 있는 운동을 소개한다. 하루 10분 습관이 삶의 질을 바꾸

게 될 것이다.

# 21 하루를 성공으로 이끄는 아침 모스틱

이번 프로그램은 근육을 활성화하는 동작들로 구성되었다. 아침에 이 프로그램을 따라 하면, 밤새 자고 있던 근육을 효과적으로 깨울 수 있다.

아침 운동은 당신의 하루를 성공적으로 만든다. 성공적인 하루하루가 쌓일수록 당신은 목표에 가까워진다. 당신이 무엇을 원하든 그것을 이루는 과정에서 건강한 몸과 마음은 필수 조건이다.

# 바르게 누워 목 회전하기

**효과** 목의 속 근육을 활성화한다.

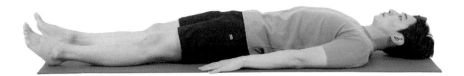

1    천장을 보고 편안하게 눕는다.

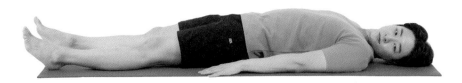

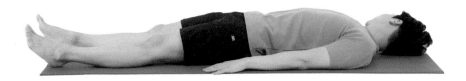

2    머리를 좌우로 부드럽게 회전한다.

- 오른쪽 볼 때 호흡 내쉬고, 왼쪽 볼 때 마신다
  (혹은 반대로 해도 괜찮다. 호흡을 참지 않고 자연스럽게 하는 게 중요하다).
- 이 동작을 왕복 8회 반복한다.

# 옆으로 누워 등 회전하기

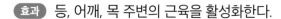

**효과** 등, 어깨, 목 주변의 근육을 활성화한다.

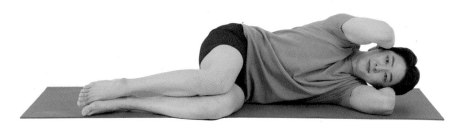

1   옆으로 누워 고관절과 무릎을 90도로 구부린다.
2   양손 깍지 끼고 뒤통수에 댄다.

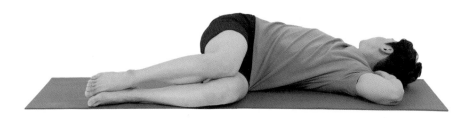

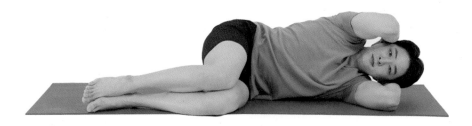

3   위쪽 팔꿈치를 뒤로 보내며 등을 부드럽게 회전했다가 시작 자세로 돌아온다.

•   무릎 사이가 벌어지거나, 아래쪽 팔꿈치가 바닥에서 들리지 않도록 주의한다.
•   등을 회전할 때 호흡 내쉬고, 시작 자세로 돌아오며 마신다.
•   이 동작을 한쪽당 8회 반복한다.

# 누워서 와이퍼 운동

**효과** 골반 주위 근육을 활성화한다.

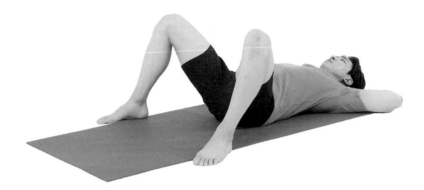

1    무릎을 세우고 눕는다.
2    다리를 골반보다 넓게 벌리고, 손깍지 껴 뒤통수에 댄다.

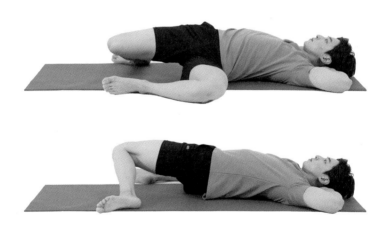

3    자동차 와이퍼 움직이듯 다리를 좌우로 움직인다.

•    다리를 움직일 때 양쪽 팔꿈치가 바닥에서 들리지 않도록 주의한다.
•    호흡은 자연스럽고 편안하게 한다.
•    이 동작을 왕복 8회 반복한다.

# 무릎 접고 누워 천장으로 다리 뻗기

**효과** 다리와 골반, 코어 근육을 활성화한다.

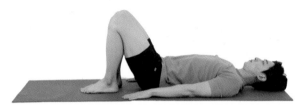

1     무릎을 세우고 눕는다.

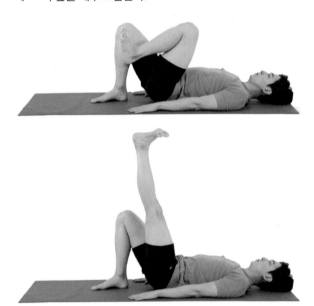

2     한쪽 다리를 들어 천장으로 뻗는다
       (다리가 완전히 펴지지 않아도 괜찮으니 할 수 있는 범위에서 최선을 다한다).

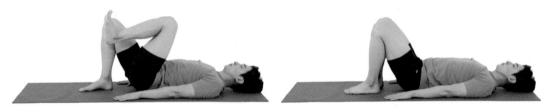

3     다리를 접어 내려 시작 자세로 돌아온다.

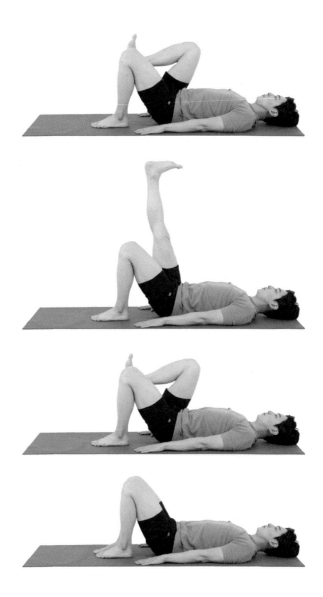

- 반대쪽도 똑같이 한다.
- 다리를 천장으로 뻗을 때 호흡을 내쉰다.
- 이 동작을 왕복 8회 반복한다.

# 팔꿈치로 바닥 누르고 엉덩이 들어올리기

**효과** 신체 뒤쪽 근육을 효과적으로 활성화한다.

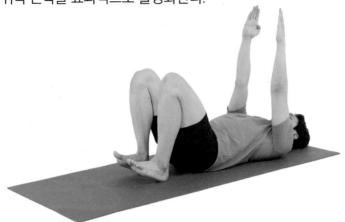

1 무릎을 세우고 눕는다.
2 발을 당겨 뒤꿈치만 바닥에 댄다.
3 양손을 천장 방향으로 뻗는다.

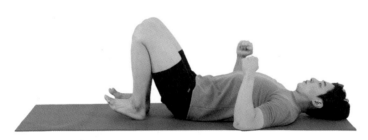

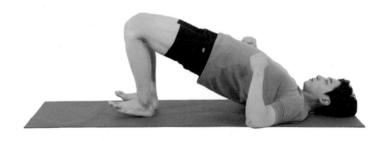

4 양쪽 팔꿈치로 바닥을 지그시 눌러 등에 힘을 준 뒤, 뒤꿈치로 바닥을 눌러
   엉덩이를 들어올린다.

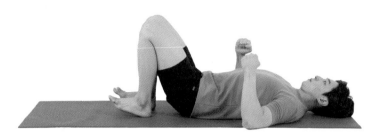

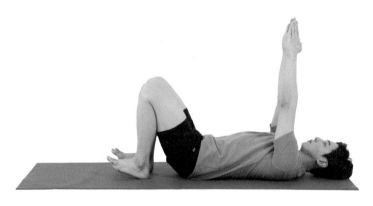

**5**     다시 엉덩이를 내리고 팔을 뻗어 시작 자세로 돌아온다.

- 엉덩이를 올리고 내리는 동안 등의 힘이 풀리지 않도록 팔꿈치로 바닥을 계속 누른다(너무 강하게 않게 지그시 누른다).
- 호흡은 자연스럽고 편안하게 한다.
- 이 동작을 8회 반복한다.

# 22 잠이 잘 오는 저녁 모스틱

이번 프로그램은 몸을 부드럽게 이완하는 동작들로 구성되었다. 저녁에 이 프로그램을 따라 하면 평소보다 깊은 잠을 잘 것이다.

운동을 하며 오로지 내 몸에 집중하라. 이미 지나간 일들과 아직 일어나지 않은 걱정들을 잊어라. 오직 내 몸에 집중하라. 온전히 나에게 집중하는 연습을 통해 현재를 사는 법을 배우게 될 것이다.

# 다리 펴고 누워 발목 당겼다 펴기

**효과** 발목 주변 근육을 부드럽게 만든다.

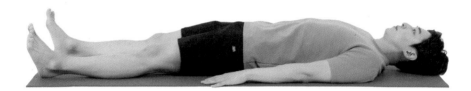

**1** 천장을 보고 편안하게 눕는다.

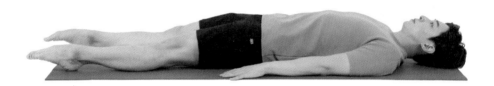

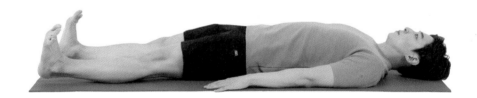

**2** 발목을 당겼다 폈다 반복한다.

- 발목을 제외한 다른 관절이 움직이지 않도록 노력한다.
- 발목을 펼 때 호흡 내쉬고, 당길 때 마신다.
- 이 동작을 8회 반복한다.

# 다리 펴고 누워 발목 회전하기

**효과** 발목 주변 근육을 부드럽게 만든다.

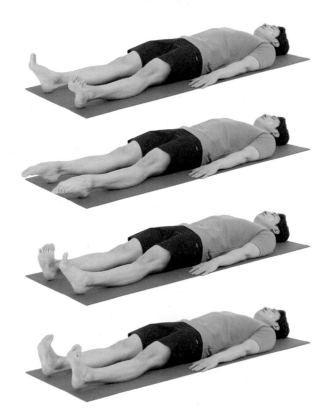

**1** 천장을 보고 누워 발목을 당긴다.

**2** 양쪽 발목을 바깥쪽으로 부드럽게 회전한다.

- 발목을 제외한 다른 관절이 움직이지 않도록 노력한다.
- 호흡은 자연스럽고 편안하게 한다.
- 바깥쪽으로 8회 회전 후 안쪽으로 8번 회전한다.

# 다리 펴고 누워 발가락 오므렸다 펴기

**효과** 발가락과 발바닥 주변 근육을 부드럽게 만든다.

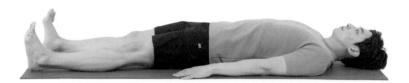

**1**   천장을 보고 누워 발목을 당긴다.

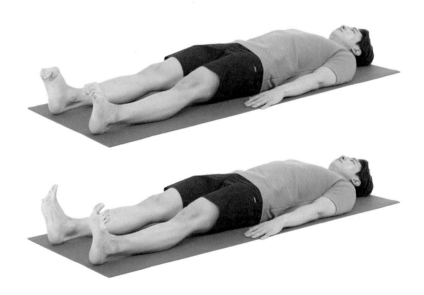

**2**   주먹을 쥐듯 발가락을 오므렸다가, 발가락 사이사이가 벌어지도록 편다.

- 처음엔 발가락을 움직이는 게 쉽지 않다. 꾸준히 노력하면 반드시
  움직이게 되니 포기하지 않는다.
- 발가락 오므릴 때 호흡 내쉬고, 펼 때 마신다.
- 이 동작을 10회 반복한다.

# 다리 펴고 누워 한쪽 무릎 당기기

**효과** 고관절을 부드럽게 만든다.

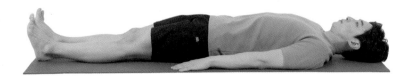

1    천장을 보고 편안하게 눕는다.

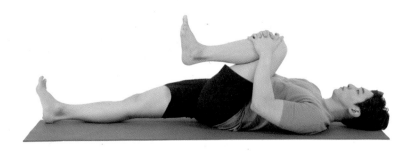

2    한쪽 다리를 들고 정강이 앞에 깍지를 껴 가슴으로 당긴다.

3    10초간 스트레칭하며, 편안하게 호흡한다.

•    반대쪽도 똑같이 한다.

# 다리 펴고 누워 한쪽 골반 열기

**효과** 고관절을 부드럽게 만든다.

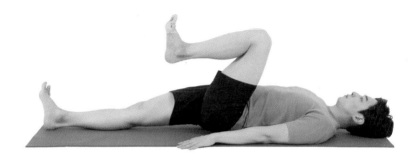

1      천장을 보고 누워 왼쪽 다리를 든다.

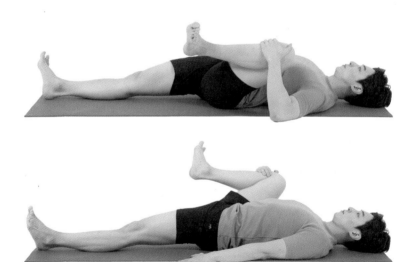

2      왼손으로 정강이를 잡고, 왼쪽 팔꿈치를 바닥에 대어 골반을 열어준다.
3      골반이 열리는 느낌을 느끼며 10초간 스트레칭한다.

- 편안하고 자연스럽게 호흡한다.
- 반대쪽도 똑같이 한다.

# 양쪽 무릎 당기고 몸통 좌우로 흔들기

**효과** 고관절을 부드럽게 하며, 지면에 의해 허리가 마사지 된다.

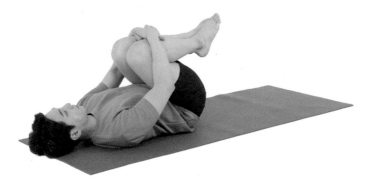

**1** 천장을 보고 누워 양쪽 다리를 가슴으로 당긴다.

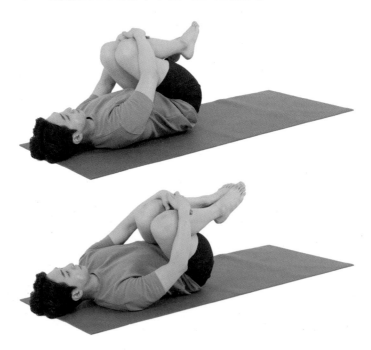

**2** 몸을 좌우로 흔들어 바닥에 의해 허리가 마사지 되는 느낌을 느낀다.

- 몸을 과도하게 흔들면 허리에 무리가 될 수 있으니 작은 범위에서 움직인다.
- 호흡은 자연스럽고 편안하게 한다.
- 이 동작을 왕복 10회 반복한다.

# 발 날 잡고 골반 열기

 고관절을 부드럽게 만든다.

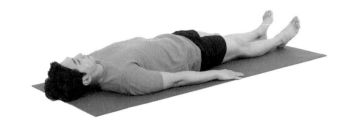

**1**  천장을 보고 눕는다.

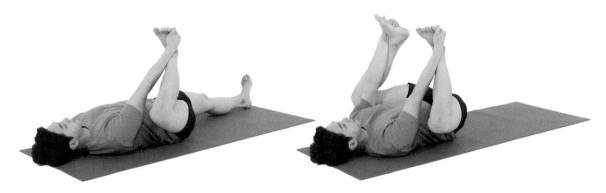

**2**  한발씩 들어 손으로 발 바깥쪽 날을 잡는다.

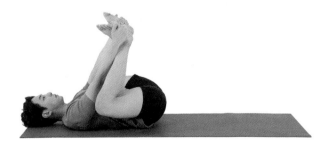

**3**  자세를 유지하며 15초간 스트레칭한다.

•  호흡은 자유롭고 편안하게 한다.

# 깍지 끼고 무릎 펴기

**효과** 고관절과 다리를 부드럽게 만든다.

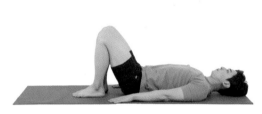

1 무릎을 세우고 눕는다.

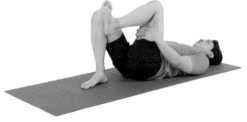

2 한쪽 다리를 들고 허벅지 뒤쪽에 깍지를 낀다.

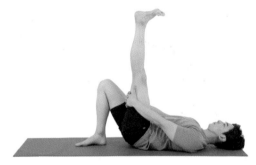

3 무릎을 펴며 천장 방향으로 다리를 뻗은 후
다시 접어 내린다.

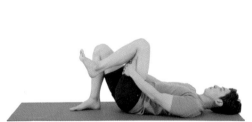

- 무릎이 완전히 펴지지 않아도 좋다. 할 수 있는 범위에서 최선을 다한다.
- 무릎을 펼 때 호흡 내쉬고, 접을 때 마신다.
- 이 동작을 한쪽당 8회 반복한다.

# 누워서 와이퍼 운동(정적 스트레칭)

**효과** 고관절의 움직임을 통해 전신을 스트레칭한다.

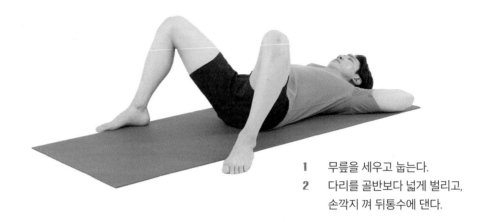

1     무릎을 세우고 눕는다.
2     다리를 골반보다 넓게 벌리고,
       손깍지 껴 뒤통수에 댄다.

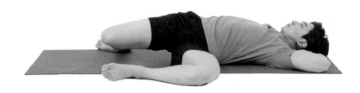

3     다리를 왼쪽으로 눕힌 상태에서 10초 동안 스트레칭한다.

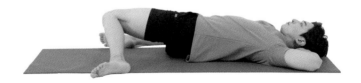

- 양쪽 팔꿈치가 바닥에서 들리지 않도록 주의한다.
- 호흡은 편안하고 자연스럽게 한다.
- 반대쪽도 똑같이 한다.

# 옆으로 누워 등 회전하기(정적 스트레칭)

**효과** 등, 어깨, 목을 스트레칭한다.

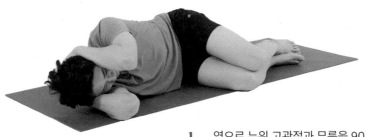

1 옆으로 누워 고관절과 무릎을 90도로 구부린다.
2 양손 깍지 끼고 뒤통수에 댄다.

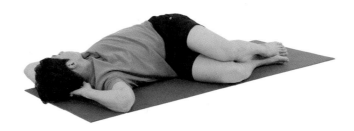

3 위쪽 팔꿈치를 뒤로 보내 등을 회전한 상태에서 10초 동안 스트레칭 한다.

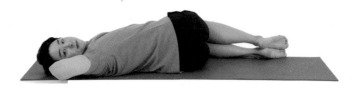

- 무릎 사이가 벌어지거나, 아래쪽 팔꿈치가 바닥에서 들리지 않도록 주의한다.
- 호흡은 자연스럽고 편안하게 한다.
- 이 동작을 한쪽당 8회 반복한다.

# 23 하체를 모두 풀어주는 모스틱

    이번 프로그램은 하체를 다양하게 움직이는 동작들로 구성되었다. 하체에 불편함을 느낄 때, 하체 운동 전 준비운동이 필요할 때 이 프로그램을 하라. 매우 큰 효과를 느낄 것이다.

    전신 운동 프로그램이 필요하다면 '24. 상체를 모두 풀어주는 모스틱'을 함께 하라. 순서는 하체 프로그램을 먼저 한 후 상체 프로그램을 하길 추천한다.

# 누워서 무릎 당기고 발목 당겼다 펴기

**효과** 발목의 움직임을 향상한다.

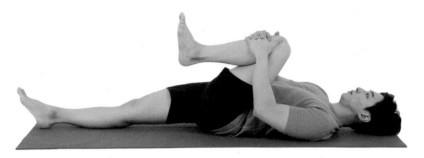

1 천장을 보고 눕는다.
2 한쪽 다리를 들어 정강이 앞에 깍지를 끼고 가슴 쪽으로 당긴다.

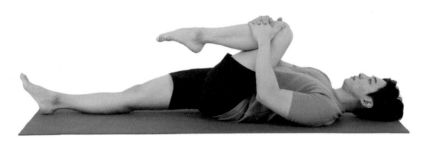

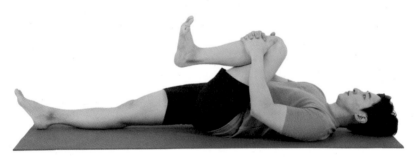

3 발목을 폈다 당겼다 반복한다.

- 발목을 제외한 다른 관절이 움직이지 않도록 주의한다.
- 발목을 펼 때 호흡 내쉬고, 당길 때 마신다.
- 이 동작을 한쪽당 8회 반복한다.

# 누워서 무릎 당기고 발목 회전하기

**효과** 발목의 움직임을 향상한다.

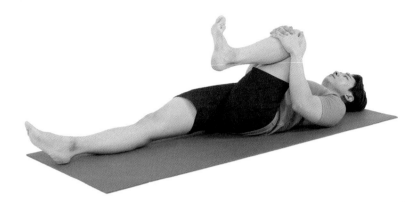

1 천장을 보고 눕는다.
2 한쪽 다리를 들고 정강이 앞쪽에 깍지를 껴 가슴 쪽으로 당긴다.

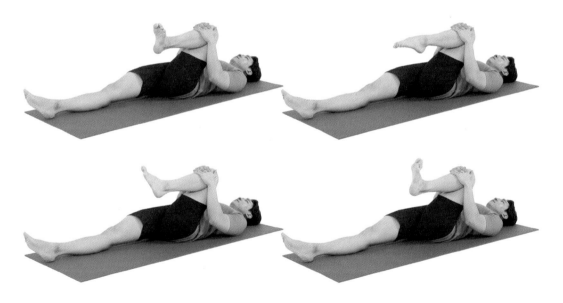

3 발목을 바깥쪽으로 회전한다.

- 발목을 제외한 다른 관절이 움직이지 않도록 주의한다.
- 호흡은 자유롭고 편안하게 한다.
- 바깥쪽으로 8회 회전 후 안쪽으로도 8회 회전한다.

# 깍지 끼고 무릎 펴기

효과  고관절과 다리의 움직임을 향상한다.

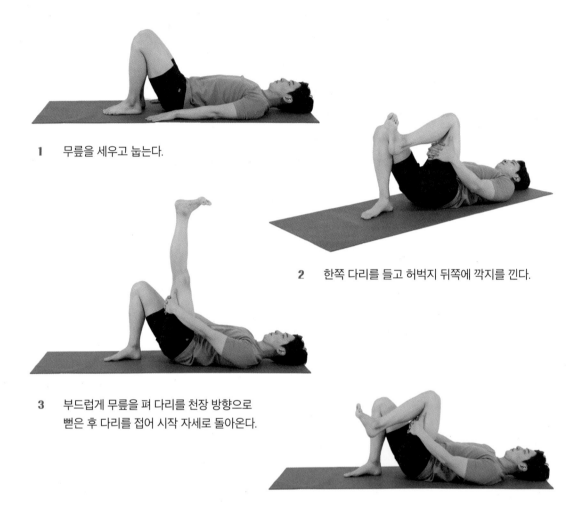

1    무릎을 세우고 눕는다.

2    한쪽 다리를 들고 허벅지 뒤쪽에 깍지를 낀다.

3    부드럽게 무릎을 펴 다리를 천장 방향으로 뻗은 후 다리를 접어 시작 자세로 돌아온다.

- 다리가 완전히 펴지지 않아도 좋다. 할 수 있는 범위에서 최선을 다한다.
- 다리를 뻗을 때 호흡 내쉬고, 시작 자세로 돌아오며 마신다.
- 이 동작을 한쪽당 8회 반복한다.

# 한쪽 다리 고정하고 반대쪽 다리 내렸다 올리기

**효과** 고관절과 코어의 기능을 향상한다.

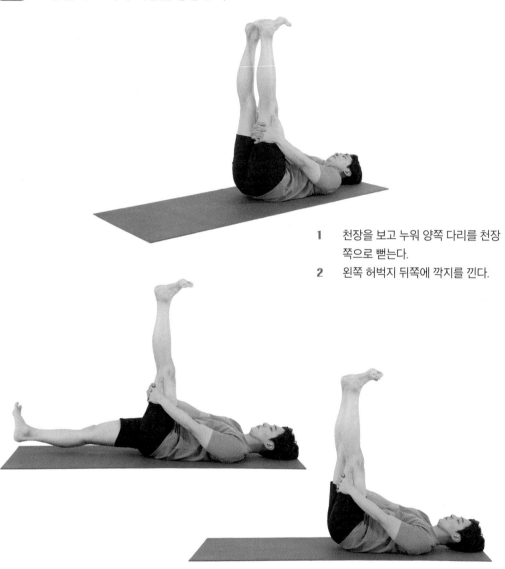

**1** 천장을 보고 누워 양쪽 다리를 천장 쪽으로 뻗는다.

**2** 왼쪽 허벅지 뒤쪽에 깍지를 낀다.

**3** 왼쪽 다리가 움직이지 않도록 노력하며, 오른쪽 다리를 내렸다 올린다.

• 다리 내릴 때 호흡 내쉬고, 올릴 때 마신다.

• 이 동작을 한쪽당 8회 반복한다.

# 다리 펴고 누워 옆쪽으로 다리 뻗기

**효과** 고관절과 코어의 기능을 향상한다.

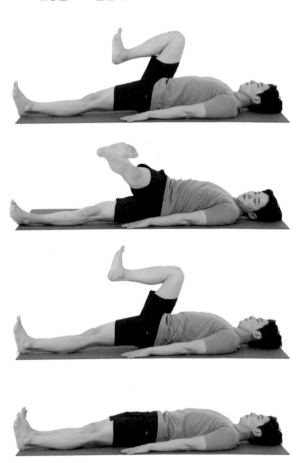

1     천장을 보고 눕는다.

2     오른다리를 들어 왼쪽으로 뻗은 뒤 다시 다리를 접어 내려놓는다.

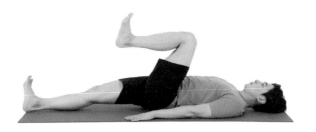

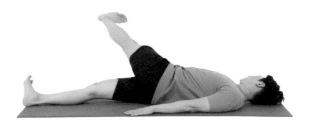

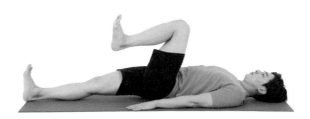

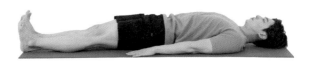

- 다리를 뻗을 때 호흡을 내쉰다.
- 이 동작을 왕복 8회 반복한다.
- 반대쪽도 똑같이 한다.

# 앉아서 와이퍼 운동

**효과** 고관절의 움직임 기능을 향상한다.

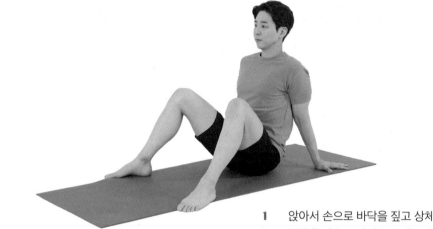

**1** 앉아서 손으로 바닥을 짚고 상체를 세운다.

**2** 무릎을 세우고 다리를 골반보다 넓게 벌린다.

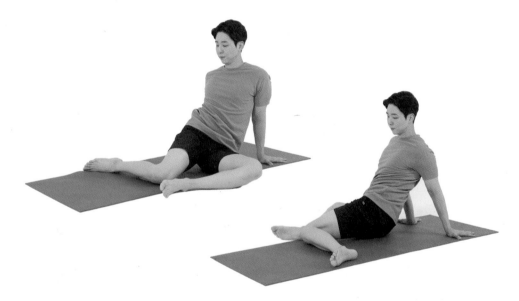

**3** 자동차 와이퍼 움직이듯 다리를 좌우로 움직인다.

- 호흡은 자유롭고 편안하게 한다.
- 통증이 없는 범위에서 부드럽게 움직인다.
- 이 동작을 왕복 8회 반복한다.

# 동적 비둘기 스트레칭

**효과** 고관절의 움직임 기능을 향상한다.

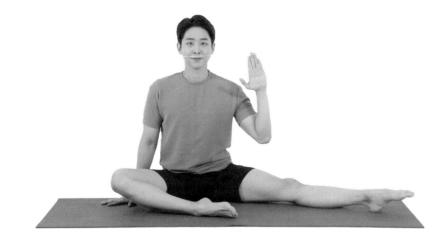

1 바닥에 앉아 오른다리는 접고, 왼다리는 편다.
2 오른손은 엉덩이 옆 바닥을 짚고, 왼손은 든다.

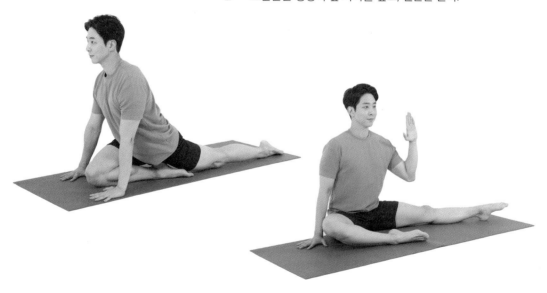

3 왼손으로 바닥을 짚으며 골반을 스트레칭한 뒤 시작 자세로 돌아온다.

• 스트레칭 자세를 만들며 호흡 내쉬고, 시작 자세로 돌아오며 마신다.
• 이 동작을 한쪽당 8회 반복한다.

# 하지 통합 스트레칭

효과 골반을 포함한 하체 전체 기능을 향상한다.

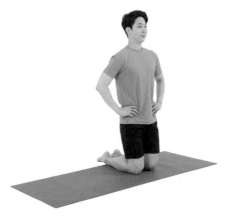
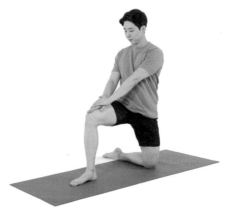

1   무릎 서기 자세를 취한다.
2   오른쪽 다리를 90도로 구부려 세운다(왼쪽 무릎이 아프다면 무릎 아래 쿠션이나 베개를 댄다).
3   오른 무릎 위에 양손을 포갠다.

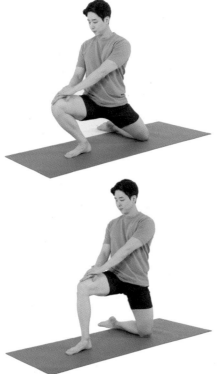
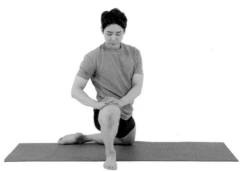

4   오른쪽 무릎을 앞으로 밀며 다리를 구부렸다 돌아온다.

- 이때 오른쪽 뒤꿈치가 바닥에서 들리지 않도록 주의한다.
- 무릎은 안쪽이나 바깥쪽으로 기울지 않고, 가운데 방향으로 구부러져야 한다.
- 무릎을 구부릴 때 호흡 내쉬고, 시작 자세로 돌아오며 마신다.
- 이 동작을 한쪽당 8회 반복한다.

# **24** 상체를 모두 풀어주는 모스틱

　　이번 프로그램은 상체를 다양하게 움직이는 동작들로 구성되었다. 상체에 불편함을 느낄 때, 상체 운동 전 준비운동이 필요할 때 이 프로그램을 하라. 매우 큰 효과를 느낄 것이다.

　　전신 운동 프로그램이 필요하다면 '**23. 하체를 모두 풀어주는 모스틱**'을 함께 하라. 순서는 하체 프로그램을 먼저 한 후 상체 프로그램을 하길 추천한다.

# 명치 들어올리기

효과 등과 어깨의 움직임 기능을 향상한다.

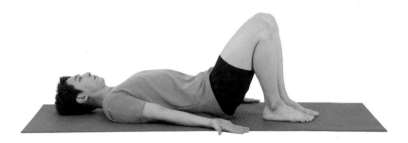

**1** 무릎을 세우고 눕는다.
**2** 손바닥이 천장을 향하도록 둔다.

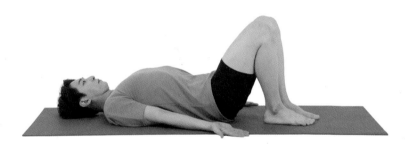

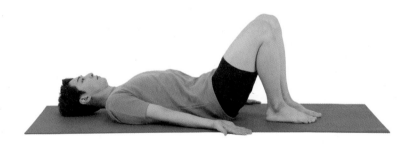

**3** 호흡을 마시며 명치를 천장 쪽으로 들어올린다(가슴이 펴지는 느낌).
**4** 호흡 내쉬며 자연스럽게 시작 자세로 돌아온다.

- 처음에는 명치를 움직이기가 어렵지만 연습을 통해 반드시 좋아질 수 있으니 포기하지 않는다.
- 이 동작을 8회 반복한다.

# 옆으로 누워 등 회전하기

**효과** 등, 어깨, 목의 움직임을 향상한다.

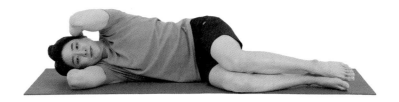

1 옆으로 누워 고관절과 무릎을 90도로 구부린다.
2 손깍지 끼고 뒤통수에 댄다.

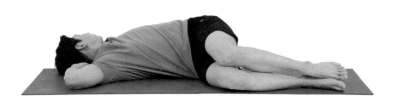

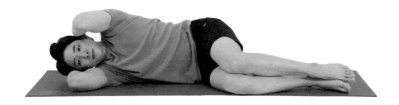

3 위쪽 팔꿈치를 뒤쪽으로 보내며 등을 부드럽게 회전한다
 (이때 무릎이 벌어지거나, 아래쪽 팔꿈치가 바닥에서 들리지 않도록 주의한다).
4 다시 시작 자세로 돌아온다.

• 등을 회전할 때 호흡 내쉬고, 시작 자세로 돌아오며 마신다.
• 이 동작을 한쪽당 8회 반복한다.

# 땅 짚고 손목 회전하기

**효과** 손목의 움직임을 향상한다.

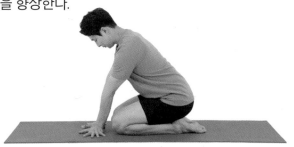

**1**  무릎 꿇고 앉는다.

**2**  손을 무릎 앞쪽 바닥에 둔다. 이때 손가락이 몸 바깥쪽을 향하게 한다.

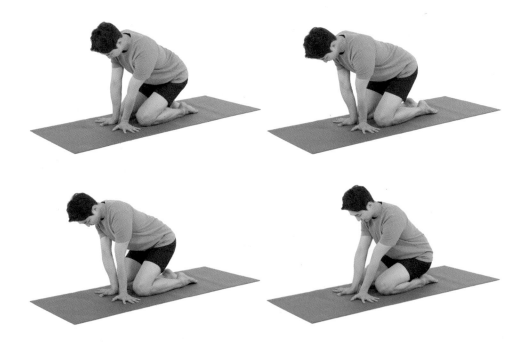

**3**  손을 중심에 놓고 몸으로 원을 그리듯 왼쪽으로 회전한다.

- 과도한 동작은 손목에 무리가 될 수 있으니 통증이 없는 범위에서 부드럽게 움직인다.
- 호흡은 자연스럽고 편안하게 한다.
- 왼쪽으로 8회 회전 후 오른쪽으로도 8회 회전한다.

# 무릎 꿇고 등 굽혔다 펴기

**효과** 허리를 안전하게 보호하고, 등의 움직임을 향상한다.

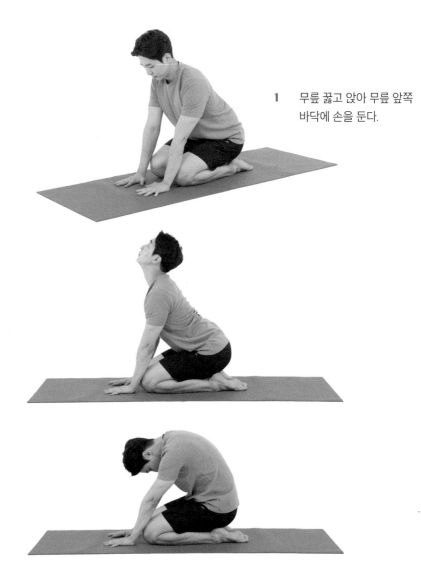

1   무릎 꿇고 앉아 무릎 앞쪽
    바닥에 손을 둔다.

2   천장을 보며 등을 폈다가, 배꼽을 보며 등을 말아준다.

- 천장을 볼 때 호흡 마시고, 배꼽 볼 때 내쉰다.
- 이 동작을 8회 반복한다.

# 무릎 꿇고 등 회전하기

**효과** 허리를 안전하게 보호하고, 등의 회전 움직임을 향상한다.

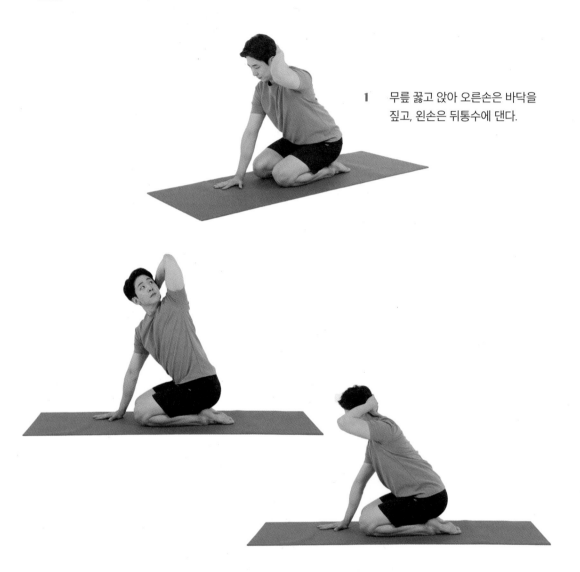

**1** 무릎 꿇고 앉아 오른손은 바닥을 짚고, 왼손은 뒤통수에 댄다.

**2** 왼쪽 팔꿈치를 뒤로 보내며 등을 부드럽게 회전했다가 시작 자세로 돌아온다.

- 등을 회전할 때 호흡 내쉬고, 시작 자세로 돌아오며 마신다.
- 이 동작을 한쪽당 8회 반복한다.

# 양쪽 겨드랑이 늘리기

 어깨와 등의 움직임을 향상한다.

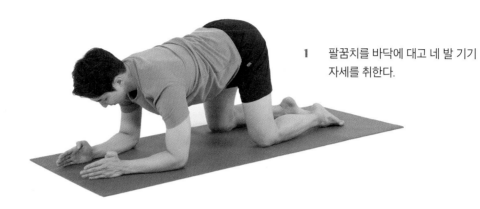

1    팔꿈치를 바닥에 대고 네 발 기기 자세를 취한다.

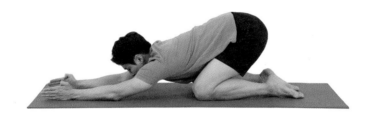

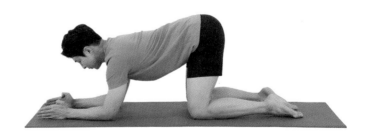

2    엉덩이를 뒤쪽으로 이동하며 겨드랑이를 늘린 후 시작 자세로 돌아온다
(통증이 없는 범위에서 부드럽게 움직인다).

•    겨드랑이를 늘릴 때 호흡 내쉬고, 시작 자세로 돌아오며 마신다.
•    이 동작을 8회 반복한다.

# 세 발 자세에서 천장으로 팔 뻗기

**효과** 등과 어깨를 포함한 상체 전체 기능을 향상한다.

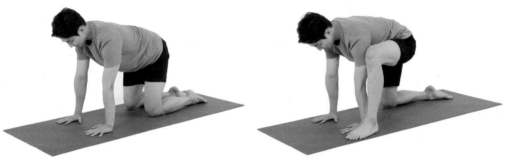

**1**　네 발 자세에서 왼발을 왼손 옆에 둔다.

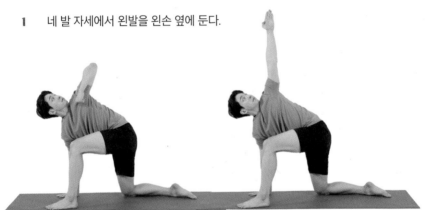

**2**　팔꿈치로 천장을 찌르듯 등을 회전했다가 팔을 편다.

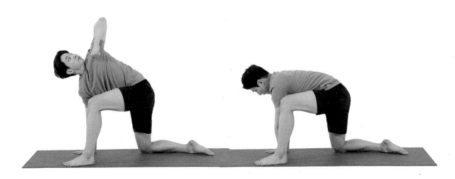

**3**　다시 팔을 접고 시작 자세로 돌아온다.

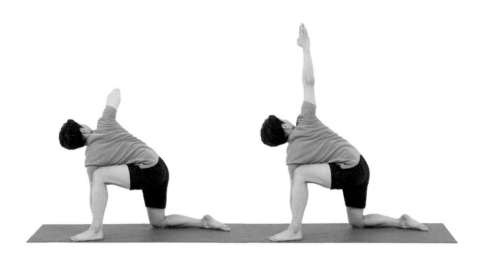

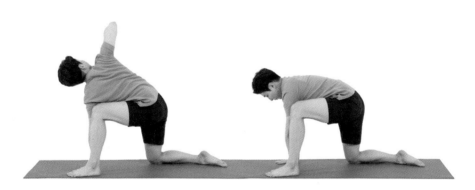

- 반대 팔도 똑같이 한다.
- 호흡은 자연스럽고 편안하게 한다.
- 이 동작을 왕복 6회 반복한다.
- 다리를 바꿔(오른손 옆에 오른발) 마찬가지로 왕복 6회 반복한다.

# 팔 사선으로 뻗으며 척추 늘리기

**효과** 척추와 어깨의 움직임을 향상한다.

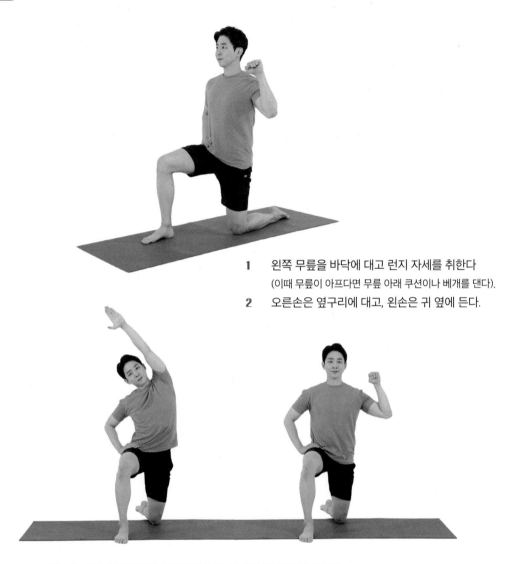

**1** 왼쪽 무릎을 바닥에 대고 런지 자세를 취한다
(이때 무릎이 아프다면 무릎 아래 쿠션이나 베개를 댄다).

**2** 오른손은 옆구리에 대고, 왼손은 귀 옆에 든다.

**3** 왼손을 사선으로 뻗으며 옆구리를 늘린 후 시작 자세로 돌아온다
(키가 커진다는 느낌으로 척추를 바르게 세우며 돌아온다).

- 팔을 뻗을 때 호흡 내쉬고, 시작 자세로 돌아오며 마신다.
- 이 동작을 한쪽당 8회 반복한다.

# 25 의자에 앉아서 하는 모스틱

　　이번 프로그램은 의자에 앉아서 할 수 있는 동작들로 구성되었다. 무릎이 아파서 바닥에서 운동할 수 없을 때, 사무실에서 운동할 때 이 프로그램을 하라. 매우 큰 효과를 느낄 것이다.

　　앉아 있어도, 누워 있어도, 도구가 없어도 모스틱을 할 수 있다. 운동하지 못하는 핑계를 만들어 자신을 속이지 마라. 하려는 마음이 있다면 어떤 순간에도 운동을 할 수 있다. 운동을 하든, 하지 않든 그 대가는 반드시 돌아온다.

# 의자에 앉아 뒤꿈치-앞꿈치 들기

**효과** 발 주위의 불편함을 줄이고, 관절의 바른 정렬을 만든다.

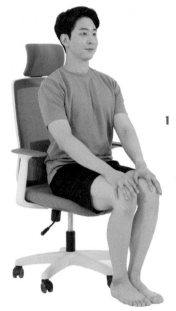

**1** 의자 앞쪽에 앉아 다리를 모은다.

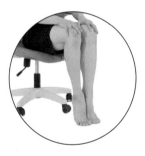 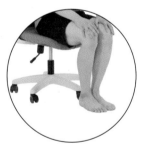

**2** 양쪽 뒤꿈치를 올렸다 내린다.

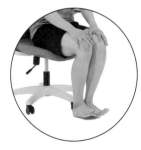 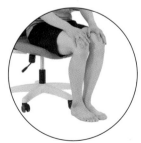

**3** 양쪽 앞꿈치도 올렸다 내린다.

- 호흡은 자연스럽고 편안하게 한다.
- 이 동작을 왕복 8회 반복한다.

# 의자에 앉아 뒤꿈치-앞꿈치 교차하여 들기

**효과** 발 주위의 불편함을 줄이고, 관절의 바른 정렬을 만든다.

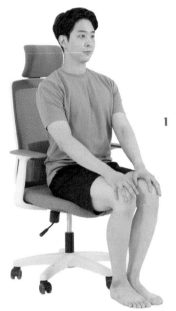

1  의자 앞쪽에 앉아 다리를 모은다.

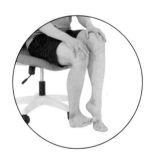 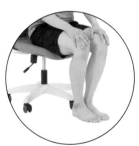

2  왼발 뒤꿈치와 오른발 앞꿈치를
   올렸다 내린 후

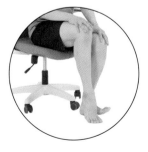 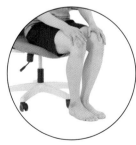

3  오른발 뒤꿈치와 왼발 앞꿈치도
   올렸다 내린다.

- 호흡은 자연스럽고 편안하게 한다.
- 이 동작을 왕복 8회 반복한다.

# 다리 벌리며 척추 펴기

**효과** 고관절과 척추의 불편함을 줄이고, 관절의 바른 정렬을 만든다.

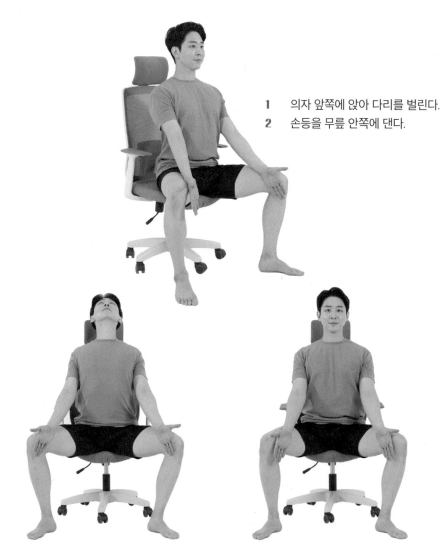

1    의자 앞쪽에 앉아 다리를 벌린다.
2    손등을 무릎 안쪽에 댄다.

3    손등으로 무릎을 밀어 다리를 벌리면서, 천장을 보며 척추를 편다
     (이때 날개뼈가 조여지도록 가슴을 편다).
4    시작 자세로 부드럽게 돌아온다.

•    천장을 볼 때 호흡 마시고, 시작 자세로 돌아오며 마신다.
•    이 동작을 8회 반복한다.

# 의자에 앉아 좌우로 움직이기

**효과** 골반의 불편함을 줄이고, 코어의 기능을 향상한다.

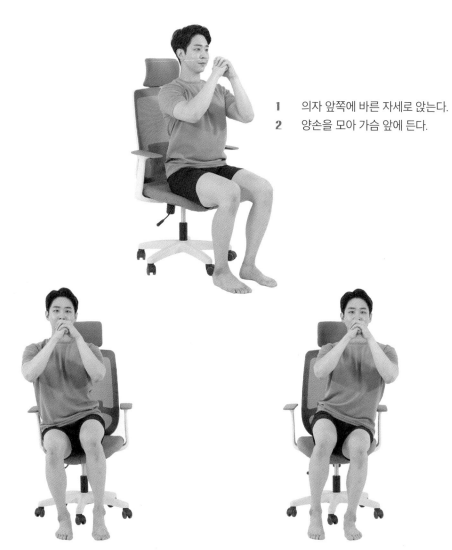

1. 의자 앞쪽에 바른 자세로 앉는다.
2. 양손을 모아 가슴 앞에 든다.

3. 키가 커진다는 느낌을 유지하며 체중을 좌우로 이동한다.

- 너무 과도한 힘을 주면 몸에 무리가 될 수 있다. 가볍고 장난스럽게 움직인다.
- 호흡은 자연스럽고 편안하게 한다.
- 이 동작을 왕복 10회 반복한다.

# 의자에 앉아 다리 뻗기

**효과** 고관절의 불편함을 줄이고, 바른 척추 정렬을 인지한다.

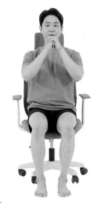

1     의자 앞쪽에 바른 자세로 앉는다.
2     양손을 모아 가슴 앞에 든다.

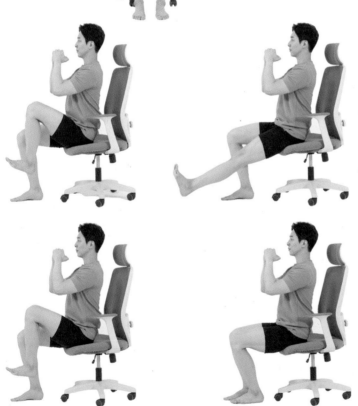

3     한쪽 다리를 들어 앞으로 뻗은 후 다시 무릎을 구부리며 시작 자세로 돌아온다
        (다리를 움직이는 동안 척추가 굽지 않도록 주의한다).

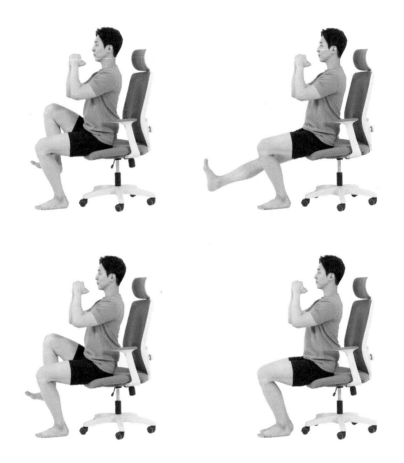

- 반대쪽도 똑같이 한다.
- 다리를 들 때 호흡 마시고, 뻗을 때 내쉬고, 다시 다리 접으며 호흡 마시고, 시작 자세로 돌아오며 내쉰다.
- 이 동작을 왕복 8회 반복한다.

# 팔 뻗으며 몸통 앞으로 기울이기(의자)

**효과** 골반의 불편함을 줄이고, 관절의 바른 정렬을 만든다.

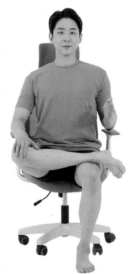

1  의자 앞쪽에 앉는다.
2  오른쪽 발목을 왼쪽 무릎 위에 올린다.
3  오른 무릎이 올라가지 않도록 오른손으로
   지그시 누른다.
4  왼팔을 구부린다.

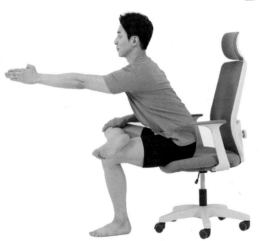
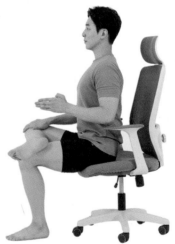

5  왼팔을 앞으로 뻗으며 상체를 앞으로 기울였다 돌아온다
   (이때 척추가 굽지 않도록 주의한다).

•  상체를 앞으로 기울일 때 호흡 내쉬고, 시작 자세로 돌아오며 마신다.
•  이 동작을 한쪽당 8회 반복한다.

# 어깨 으쓱 올렸다 내리기

**효과** 어깨의 불편함을 줄이고, 관절의 바른 정렬을 만든다.

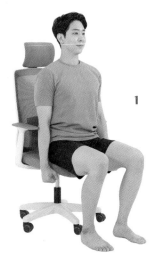

1    의자 앞쪽에 바른 자세로 앉는다.

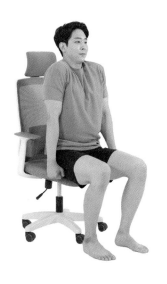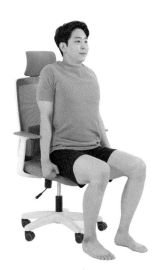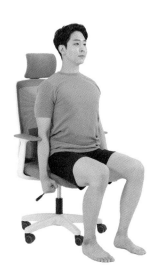

2    어깨를 앞쪽으로 으쓱 올린 상태에서 뒤쪽으로 회전하며 내린다
      (어깨를 내릴 때 날개뼈가 조이도록 가슴을 펴준다).

- 어깨를 올릴 때 호흡 마시고, 내릴 때 내쉰다.
- 이 동작을 10회 반복한다.

# 팔꿈치 벌리고 천장 보기

**효과** 등, 어깨, 목의 불편함을 줄이고, 관절의 바른 정렬을 만든다.

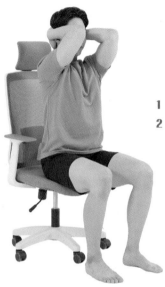

1 의자 앞쪽에 바른 자세로 앉는다.
2 손깍지를 끼고 뒤통수에 댄다.

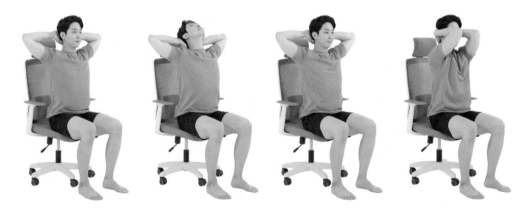

3 팔꿈치를 벌려 등을 편 후
4 고개를 들어 천장을 본다.
5 다시 고개를 내려 정면을 바라본 후, 팔꿈치를 닫아 시작 자세로 돌아온다.

- 호흡은 편안하고 자연스럽게 한다.
- 이 동작을 8회 반복한다.

# 팔 뒤쪽으로 회전하며 천장 보기

**효과** 등, 어깨, 목의 불편함을 줄이고, 관절의 바른 정렬을 만든다.

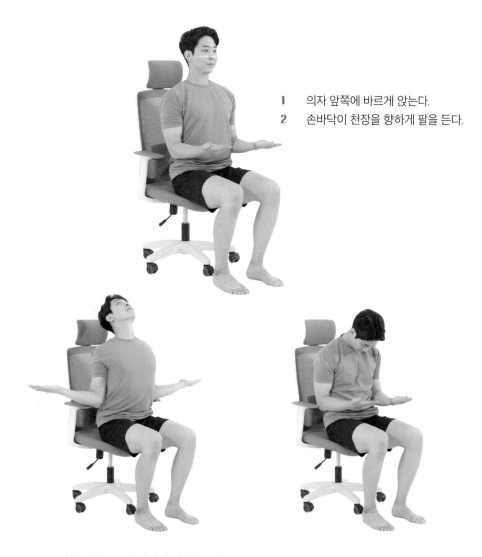

1     의자 앞쪽에 바르게 앉는다.
2     손바닥이 천장을 향하게 팔을 든다.

3     팔을 뒤쪽으로 회전하며 천장을 본다(이때 날개뼈가 조여지도록 가슴을 편다).
4     다시 팔을 모으며 배꼽을 본다(이때 등을 동그랗게 말아준다).

- 천장을 볼 때 호흡을 마시고, 배꼽을 볼 때 내쉰다.
- 이 동작을 8회 반복한다.

# 팔 앞쪽으로 뻗으며 몸통 회전하기

**효과** 등, 어깨, 목의 불편함을 줄이고, 관절의 바른 정렬을 만든다.

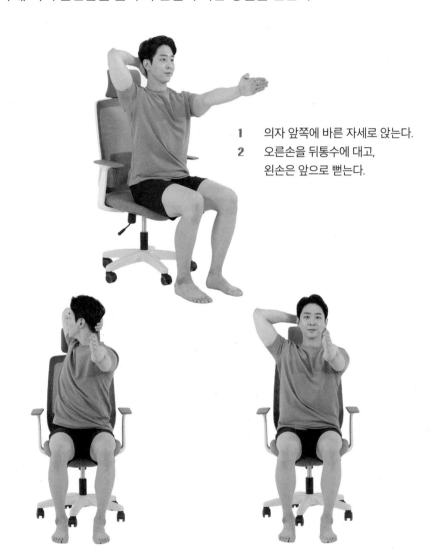

**1** 의자 앞쪽에 바른 자세로 앉는다.
**2** 오른손을 뒤통수에 대고,
   왼손은 앞으로 뻗는다.

**3** 오른 팔꿈치를 뒤쪽으로 보내며 등을 회전한다(이때 왼팔을 앞쪽으로 뻗어 주어 회전력을 높인다).
**4** 다시 시작 자세로 돌아온다.

- 회전할 때 호흡 내쉬고, 시작 자세로 돌아올 때 마신다.
- 이 동작을 한쪽당 8회 반복한다.

# 양팔 번갈아 당기기

**효과** 등, 어깨, 목의 불편함을 줄이고, 관절의 바른 정렬을 만든다.

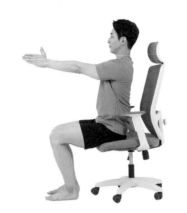

1    의자 앞쪽에 바른 자세로 앉는다.
2    양팔을 들어 앞으로 나란히 한다.

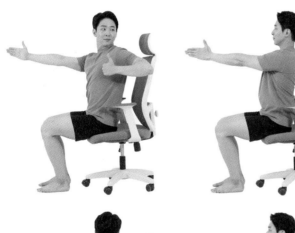

3    활시위 당기듯 왼쪽 팔꿈치로 뒤쪽을 찔렀다 돌아온다.

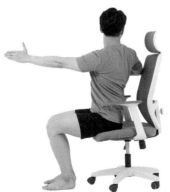 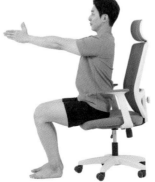

4    오른팔도 똑같이 한다.
5    팔을 당길 때 호흡 내쉬고, 시작 자세로 돌아오며 마신다.

•    이 동작을 왕복 8회 반복한다.

# 팔 벌리고 올리며 천장 보기(의자)

효과 목, 등, 어깨의 협응 움직임을 향상한다.

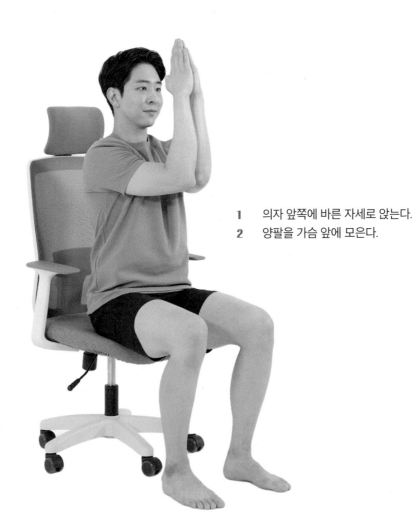

1  의자 앞쪽에 바른 자세로 앉는다.
2  양팔을 가슴 앞에 모은다.

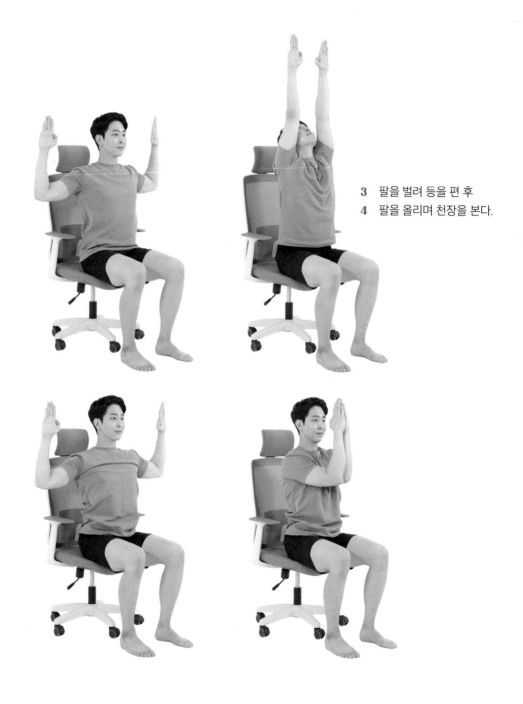

3 팔을 벌려 등을 편 후
4 팔을 올리며 천장을 본다.

5 다시 팔을 내리며 정면을 본 후
6 팔을 모으며 시작 자세로 돌아온다.

· 편안하고 자연스럽게 호흡한다.
· 이 동작을 8회 반복한다.

**MOSTIC**
모스틱, 자세를 만듭니다

숨쉬기 운동이 전부였던 제가 5주간의 체형 교정 프로그램을 마치게 되었어요. 한 주 한 주 따라 하면서 어렵거나 몸 어느 곳이라도 불편하다고 느꼈으면 바로 그만 두었을지도... 그만큼 쉽기도 하고 부담 없어서 계속 따라 운동할 수 있었던 것 같아요. 체형 교정하기 전에는 허리가 많이 아프고 골반이 아파서 일상이 불편했는데 지금은 통증이 없어져서 즐겁게 생활합니다. 강사님이 마지막에 5주간 실행하면 뭐든지 할 수 있다는 격려에 울컥했어요. 저는 이제 꾸준히 운동할 수 있게 되었습니다. 다른 분들에게도 도움되시길, 그리고 감사합니다. 🙏 💕 - Jihy**

선생님~ 선생님 영상 매일 아침 저녁으로 운동한 지 일주일 되었어요. 50 넘은 나이에 오십견, 굽은등, 무릎통증, 허리통증... 아프지 않은 곳이 없어서 생활의 질이 너무 떨어지고 몸이 너무 힘들었는데 선생님 영상 따라 하니 조금씩 좋아지는 것 같아요. 몸이 시원하고 가벼워지고 부드러워지는 게 느껴집니다. 선생님~ 너무너무 감사해요~ 영상 꾸준히 따라 하겠습니다! - 루드비**

첫째 출산 후 망가진 몸을 모스틱 영상을 보며 다잡았어요. 이제 둘째를 임신했는데 운동이 격하지 않아서 임산부가 따라 하기에도 좋네요. 특히 고관절 관련된 동작들이 너무 시원해요. 👍 성실하게 올려 주시는 덕분에 성실하게 따라 해 보려고 노력 중입니다. ^^ 좋은 영상, 좋은 에너지 감사합니다!! - youngra so**

해외에서 일하는 30대입니다. 도시가 아니어서 마사지나 체형 교정을 받을 여건이 안 되어 이 영상들을 보면서 운동을 했어요. 확실히 눈에 띄는 효과들이 보이네요. 설명해 주시는 말투나 그런 것들이 너무 차분하시고 진정성이 느껴져서 너무! 좋습니다. - Joe&Brian's Di***

감사합니다. 🙏 처음 따라 할 땐 왼쪽 다리 오른쪽 팔이 (수술 후) 힘이 없어서 부들거려 못하고 그랬는데 자꾸 하다 보니 지금은 거의 다 따라 해요. ☹️ 나이도 많고 그래서 못 쓸 줄 알았어요. 감격스럽네요. 정말 모스틱 쌤! 최고예요! 감사합니다. 👍👍 - Sein Ch**

모스틱 쌤 프로그램 2주 정도 매일 하니 몸이 정말 가볍고 좋아졌어요!!! 동작 따라 하면서 내 몸이 많이 틀어져 있었구나 하는 자각도 생겼고요~^^ 모스틱 쌤은 실력은 물론이고 티칭에 진정성과 반듯함이 보이셔서 감동이에요. 💕💕 - 착한마*

왼쪽 어깨는 몇 년 전 계단에서 넘어져서 깁스를 했었고 오른쪽 어깨는 컴 쓰느라 긴장이 되는 생활이 매일이에요. 몇 년 동안 바늘로 콕콕 찔리는 느낌으로 삶의 의욕을 상실할 정도였는데 이 운동 만난 건 행운입니다. 여러분도 반드시 따라 해 보세요. - 박문*

# Part
# 4

# 30일
# 바른 자세 프로젝트

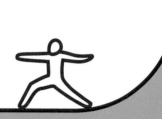

남은 인생을 바른 자세로 살고 싶다면 '30일 바른 자세 프로젝트'를 하라. 매일 다른

프로그램을 하루 2번, 아침과 저녁에 하면 된다.

매일 꾸준히 따라 하면 30일 뒤부터 자세가 변하는 걸 느끼게 된다. 자세가 좋아지는

것뿐만 아니라, 몸을 움직이는 게 부드럽고, 수월하며, 통증도 없을 것이다.

30일 뒤에 얻게 되는 가장 큰 이득은 운동하는 습관이다. 매일 꾸준히 30일을 운동하

면 어느새 운동이 습관으로 자리 잡는다. 애써 만든 바른 자세도 운동을 그만두면 다시

틀어진다. 그러므로 운동을 평생 습관으로 만들어라. 그럼 당신은 남은 인생을 바른

자세로 살게 될 것이다.

# 월요일
# 모스틱

# 다리 펴고 앉아 발목 당겼다 펴기

효과 발목의 불편함을 줄이고, 관절의 바른 정렬을 만든다.

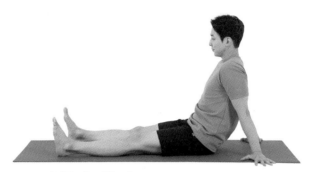

1    다리를 펴고 앉는다.

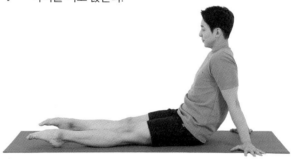

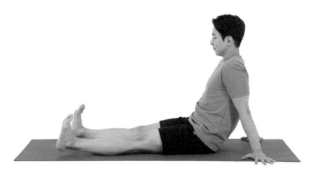

2    발목을 폈다 당겼다 반복한다.

- 발목을 제외한 다른 관절이 움직이지 않도록 주의한다.
- 발목을 펼 때 호흡 내쉬고, 당길 때 마신다.
- 이 동작을 8회 반복한다.

# 다리 펴고 앉아 발목 회전하기

**효과** 발목의 불편함을 줄이고, 관절의 바른 정렬을 만든다.

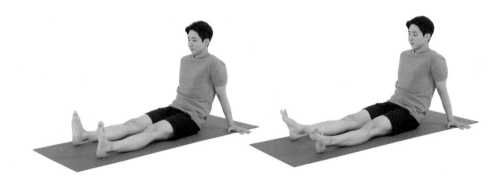

1    다리를 펴고 앉는다.

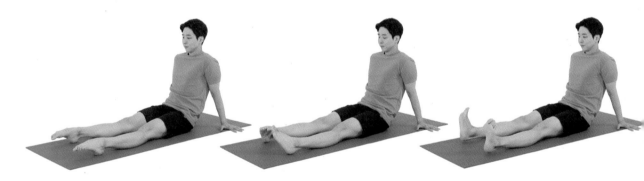

2    발목을 바깥쪽으로 회전한다.

- 발목을 제외한 다른 관절이 움직이지 않도록 주의한다.
- 호흡은 자유롭고 편안하게 한다.
- 바깥쪽으로 8번 회전한 뒤 안쪽으로 8번 회전한다.

# 다리 펴고 앉아 발가락 오므렸다 펴기

**효과** 발가락과 발바닥의 불편함을 줄이고, 관절의 바른 정렬을 만든다.

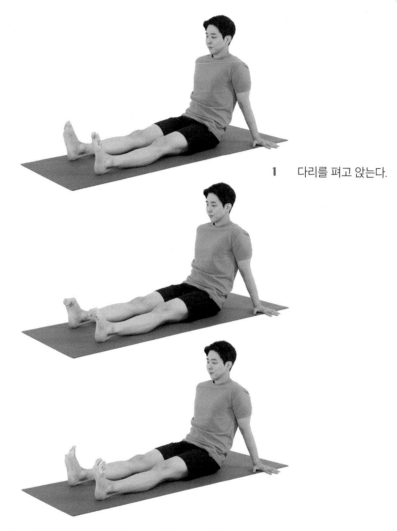

**1** 다리를 펴고 앉는다.

**2** 주먹을 쥐듯 발가락을 오므렸다가, 발가락 사이사이가 벌어지도록 편다.

- 처음에는 발가락을 움직이는 게 쉽지 않다. 꾸준히 하면 반드시 움직일 수 있으니 포기하지 않는다.
- 발가락 오므릴 때 호흡 내쉬고, 펼 때 마신다.
- 이 동작을 10회 반복한다.

# 옆으로 누워 등 회전하기

**효과** 등, 어깨, 목의 불편함을 줄이고, 관절의 바른 정렬을 만든다.

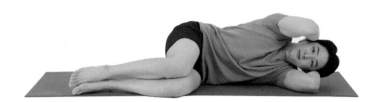

**1** 옆으로 누워 고관절과 무릎을 90도로 구부린다.
**2** 손깍지 끼고 뒤통수에 댄다.

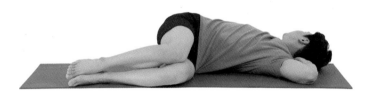

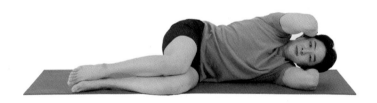

**3** 위쪽 팔꿈치를 뒤로 보내며 등을 부드럽게 돌렸다가 시작 자세로 돌아온다.

- 등을 회전할 때 무릎 사이가 벌어지거나 아래쪽 팔꿈치가 바닥에서 들리지 않도록 주의한다.
- 등을 회전할 때 호흡 내쉬고, 시작 자세로 돌아오며 마신다.
- 이 동작을 한쪽당 8회 반복한다.

# 피겨 4 스트레칭 (figure 4 stretching)

**효과** 골반의 불편함을 줄이고, 관절의 바른 정렬을 만든다.

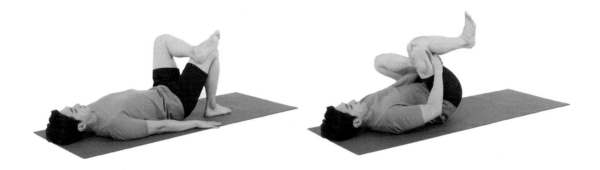

**1**   무릎을 세우고 누워 왼쪽 발목을 오른쪽 무릎 위에 올린다.

**2**   오른쪽 허벅지 뒤쪽에 깍지를 끼고 다리를 가슴 쪽으로 당긴다.

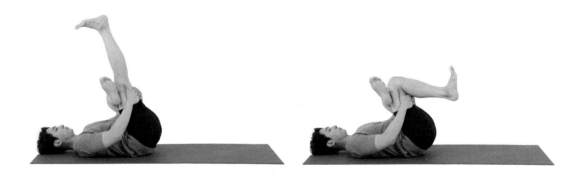

**3**   오른쪽 무릎을 펴 다리를 천장 쪽으로 뻗은 후 시작 자세로 돌아온다.

•   다리를 뻗을 때 호흡 내쉬고, 시작 자세로 돌아오며 마신다.

•   이 동작을 한쪽당 8회 반복한다.

# 한쪽 무릎 당기고 반대쪽 다리 길게 뻗기

**효과** 골반의 불편함을 줄이고, 관절의 바른 정렬을 만든다.

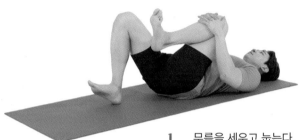

**1** 무릎을 세우고 눕는다.
**2** 왼쪽 다리를 가슴 쪽으로 당기고 깍지를 낀다.
**3** 오른쪽 발목을 내려 뒤꿈치만 바닥에 댄다.

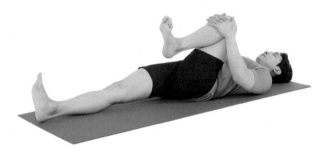

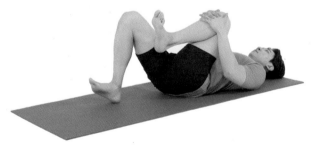

**4** 오른다리가 길어진다는 느낌으로 다리를 길게 뻗은 후 시작 자세로 돌아온다.

- 다리를 뻗을 때 호흡 내쉬고, 시작 자세로 돌아오며 마신다.
- 이 동작을 한쪽당 8회 반복한다.

# 한쪽 무릎 당기고 반대쪽 다리 내렸다 올리기

**효과** 골반의 불편함을 줄이고, 관절의 바른 정렬을 만든다.

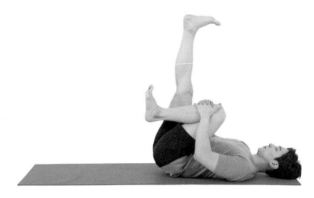

1   천장을 보고 눕는다.
2   왼쪽 정강이에 깍지를 끼고 가슴 쪽으로 당긴다.
3   오른다리는 천장으로 뻗는다.

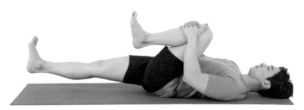

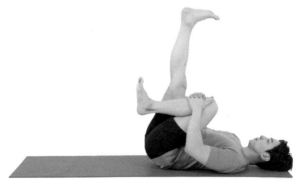

4   오른다리를 부드럽게 내렸다 올린다.

•   다리를 내릴 때 호흡 내쉬고, 올릴 때 마신다.
•   이 동작을 한쪽당 8회 반복한다.

# 팔꿈치로 바닥 누르고 엉덩이 들어올리기

**효과** 신체 뒤쪽 근육의 기능을 향상하여 바른 자세를 만든다.

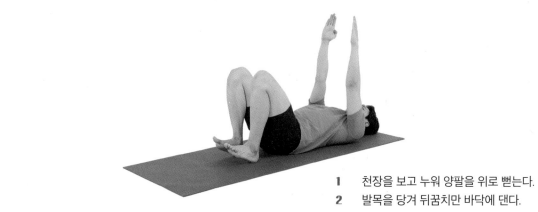

1    천장을 보고 누워 양팔을 위로 뻗는다.

2    발목을 당겨 뒤꿈치만 바닥에 댄다.

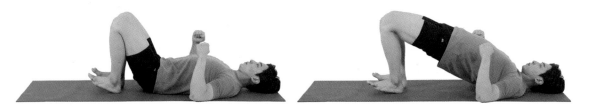

3    양쪽 팔꿈치로 바닥을 지그시 눌러 등에 힘을 준 뒤, 뒤꿈치로 바닥을 눌러 엉덩이를 올린다.

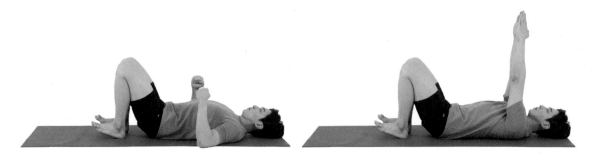

4    엉덩이를 부드럽고 내리고 양팔을 올려 시작 자세로 돌아온다.

•    엉덩이를 올리고 내리는 동안 등의 힘이 풀리지 않도록 팔꿈치로 바닥을 계속 누른다
     (너무 강하지 않게 지그시 누른다).

•    호흡은 자연스럽고 편안하게 한다.

•    이 동작을 8회 반복한다.

# 공처럼 구르기

**효과** 코어의 기능을 향상한다.

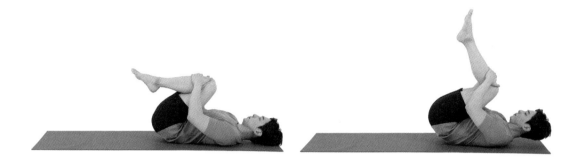

**1** 천장을 보고 누워 다리를 가슴 쪽으로 당긴다.

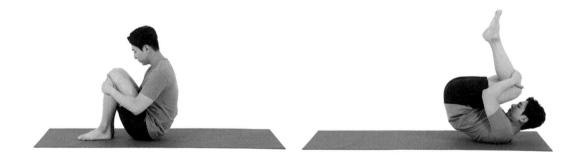

**2** 다리의 반동을 이용하여 공이 구르듯 몸을 앞뒤로 굴린다.

- 딱딱한 바닥에서 하면 척추가 아플 수 있으니 충분히 두꺼운 매트에서 한다.
- 등을 동그랗게 말아야 부드럽게 구를 수 있다.
- 앞쪽으로 굴러 일어날 때 호흡 내쉬고, 뒤로 굴러 누울 때 마신다.
- 이 동작을 10회 반복한다.

# 런지 자세에서 팔 앞쪽으로 뻗으며
# 몸통 회전하기

**효과** 어깨, 등, 목의 불편함을 줄이고, 관절의 바른 정렬을 만든다.

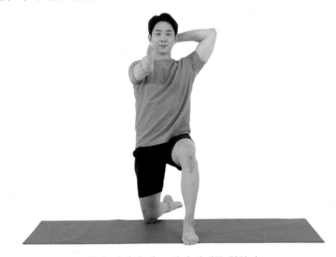

**1** 오른 무릎을 바닥에 대고 런지 자세를 취한다
(이때 무릎이 아프다면 무릎 아래 쿠션이나 베개를 댄다).

**2** 오른팔을 앞으로 뻗고, 왼손은 뒤통수에 댄다.

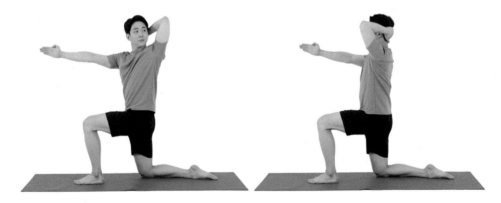

**3** 왼쪽 팔꿈치를 뒤로 보내며 등을 부드럽게 회전한 후 시작 자세로 돌아온다
(이때 뻗고 있는 오른팔을 양쪽으로 밀어주듯 움직여 회전력을 높인다).

• 등을 회전할 때 호흡 내쉬고, 시작 자세로 돌아오며 마신다.

• 이 동작을 한쪽당 8회 반복한다.

# 팔 벌리고 올리며 천장 보기(런지 자세)

**효과** 어깨, 등, 목의 불편함을 줄이고, 바른 자세를 만든다.

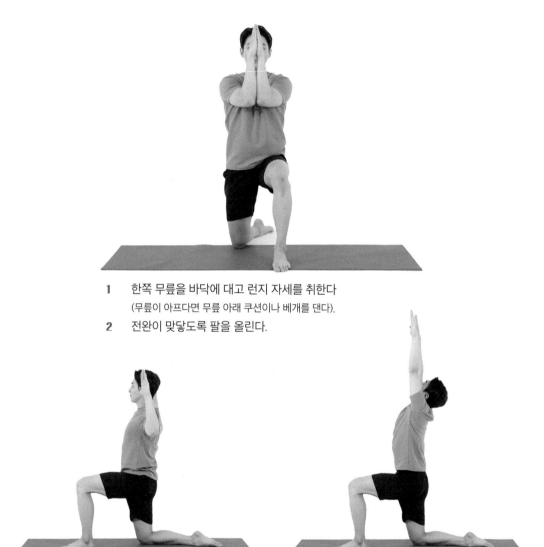

**1** 한쪽 무릎을 바닥에 대고 런지 자세를 취한다
(무릎이 아프다면 무릎 아래 쿠션이나 베개를 댄다).

**2** 전완이 맞닿도록 팔을 올린다.

**3** 팔을 벌려 등을 폈다가 팔을 위로 뻗으며 천장을 본다.

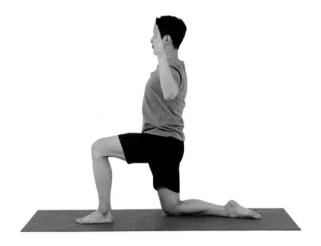

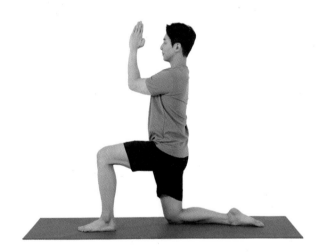

**4** 동작을 역순하여 시작 자세로 돌아온다.

- 호흡은 자연스럽고 편안하게 한다.
- 6회 반복 후 다리를 바꿔 반대쪽도 6회 반복한다.

# 화요일
# 모스틱

# 다리 펴고 누워 발목 당겼다 펴기

**효과** 발목의 불편함을 줄이고, 관절의 바른 정렬을 만든다.

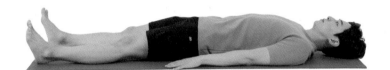

1 천장을 보고 눕는다.

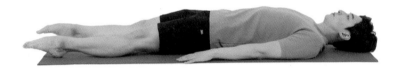

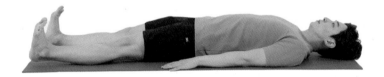

2 발목을 폈다 당겼다 반복한다.

- 발목을 제외한 다른 관절이 움직이지 않도록 주의한다.
- 발목을 펼 때 호흡 내쉬고, 당길 때 마신다.
- 이 동작을 8회 반복한다.

# 다리 펴고 누워 발목 회전하기

 **효과** 발목의 불편함을 줄이고, 관절의 바른 정렬을 만든다.

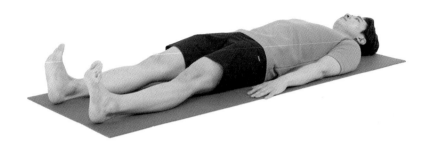

**1** 천장을 보고 누워 발목을 당긴다.

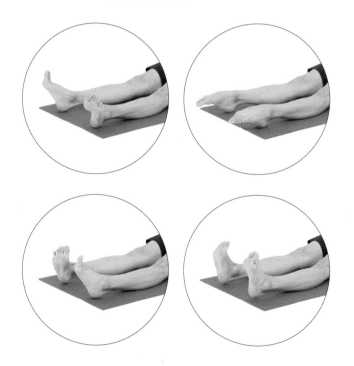

**2** 발목을 바깥쪽으로 회전한다.

- 발목을 제외한 다른 관절이 움직이지 않도록 주의한다.
- 호흡은 자연스럽고 편안하게 한다.
- 바깥쪽으로 8회 회전 후 안쪽으로도 8번 회전한다.

# 깍지 끼고 무릎 펴기

**효과** 골반과 하체의 불편함을 줄이고, 관절의 바른 정렬을 만든다.

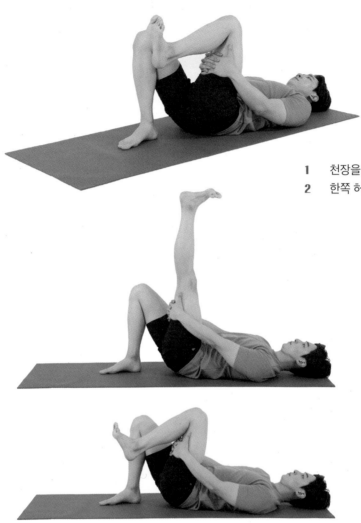

**1**  천장을 보고 무릎을 굽힌 채 눕는다.

**2**  한쪽 허벅지를 들고 뒤쪽에 깍지를 낀다.

**3**  무릎을 펴 다리를 천장 쪽으로 뻗었다가 다리를 접어 시작 자세로 돌아온다.

- 무릎이 완전히 펴지지 않아도 괜찮다. 할 수 있는 범위에서 최선을 다한다.
- 다리를 펼 때 호흡 내쉬고, 시작 자세로 돌아오며 마신다.
- 이 동작을 한쪽당 8회 반복한다.

# 한쪽 다리 고정하고 반대쪽 다리 내렸다 올리기

**효과** 골반과 코어의 기능을 향상하여 관절의 바른 정렬을 만든다.

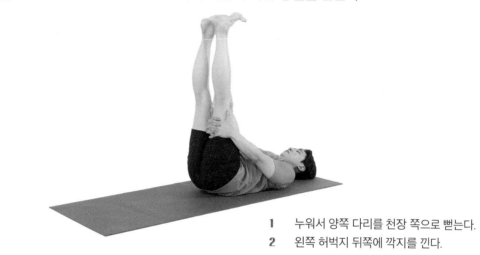

**1**  누워서 양쪽 다리를 천장 쪽으로 뻗는다.
**2**  왼쪽 허벅지 뒤쪽에 깍지를 낀다.

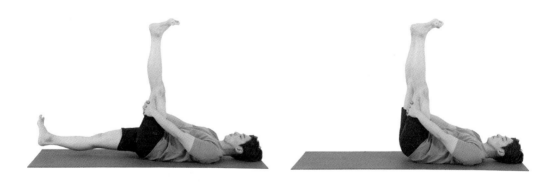

**3**  오른쪽 다리를 내렸다 올린다(이때 왼쪽 다리가 움직이지 않도록 주의한다).

•  다리를 내릴 때 호흡 내쉬고, 올릴 때 마신다.
•  이 동작을 한쪽당 8회 반복한다.

# 누워서 한쪽 다리 내렸다 올리기

**효과** 골반과 코어의 기능을 향상하여 관절의 바른 정렬을 만든다.

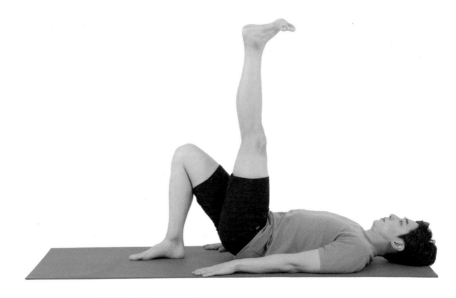

1     무릎을 세우고 눕는다.

2     왼쪽 다리를 천장으로 뻗는다.

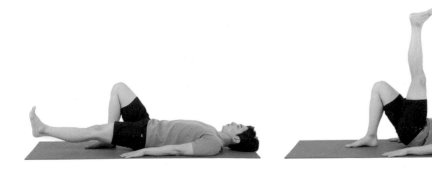

3     왼쪽 다리를 부드럽게 내렸다 올린다.

- 다리를 움직일 때 허리가 바닥에서 들리지 않도록 노력한다(허리를 바닥 쪽으로 과도하게 누르면 허리에 무리가 될 수 있으니, 들리지 않을 정도로만 지그시 누른다).

- 다리를 내릴 때 호흡 내쉬고, 올릴 때 마신다.

- 이 동작을 한쪽당 8회 반복한다.

# 상체 말아 올리고 한쪽 다리 내렸다 올리기

**효과** 신체 앞쪽 근육의 기능을 향상하여 바른 자세를 만든다.

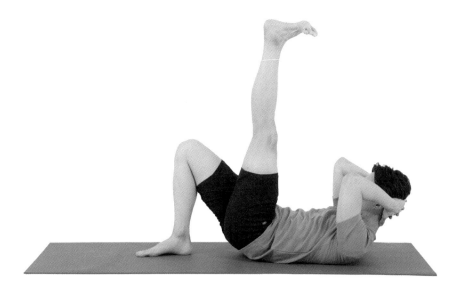

**1**     무릎을 세우고 눕는다.

**2**     뒤통수에 깍지 껴 상체를 말아 올리고, 한쪽 다리를 천장을 향해 뻗는다.

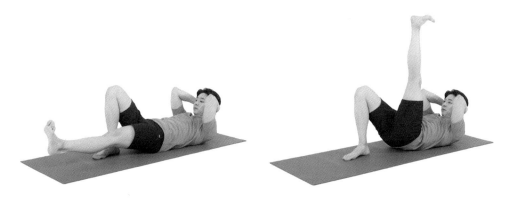

**3**     다리를 부드럽게 내렸다 올린다.

- 다리를 움직일 때 말아 올린 상체가 내려가거나, 턱이 들리지 않도록 주의한다.
- 다리를 내릴 때 호흡 내쉬고, 올릴 때 마신다.
- 이 동작을 한쪽당 8회 반복한다.

# 옆으로 누워 등 회전하기

**효과** 등, 어깨, 목의 불편함을 줄이고, 관절의 바른 정렬을 만든다

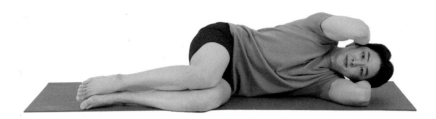

**1** 옆으로 누워 고관절과 무릎을 90도로 구부린다.
**2** 뒤통수에 깍지 낀다.

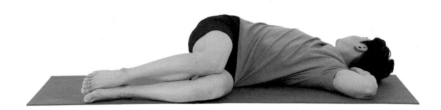

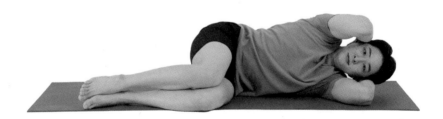

**3** 위쪽 팔꿈치를 뒤쪽으로 보내며 등을 부드럽게 돌렸다가 시작 자세로 돌아온다.

• 등을 회전할 때 무릎 사이가 벌어지거나, 아래쪽 팔꿈치가 들리지 않도록 주의한다.
• 등을 회전할 때 호흡 내쉬고, 시작 자세로 돌아오며 마신다.
• 이 동작을 한쪽당 8회 반복한다.

# 한쪽 팔 벌리며 반대쪽으로 무릎 눕히기

**효과** 코어의 회전 기능을 향상한다.

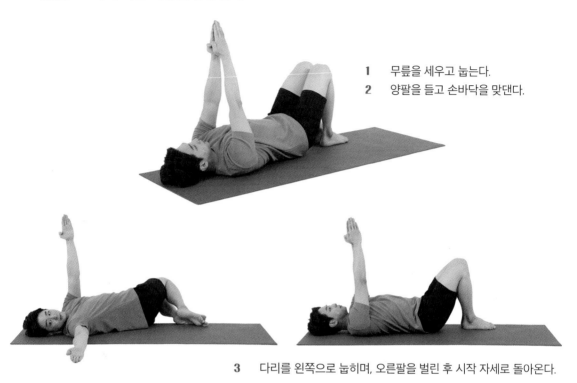

1. 무릎을 세우고 눕는다.
2. 양팔을 들고 손바닥을 맞댄다.

3. 다리를 왼쪽으로 눕히며, 오른팔을 벌린 후 시작 자세로 돌아온다.

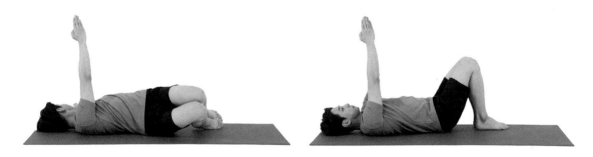

- 반대쪽도 똑같이 한다.
- 팔을 벌릴 때 호흡 내쉬고, 시작 자세로 돌아오며 마신다.
- 이 동작을 왕복 8회 반복한다.

# 엎드려 상체 들어올리기

**효과** 신체 뒤쪽 근육의 기능을 향상하여 바른 자세를 만든다.

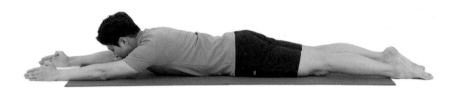

1     엎드려 누워 손날이 바닥에 닿게 하여 앞으로 뻗는다.

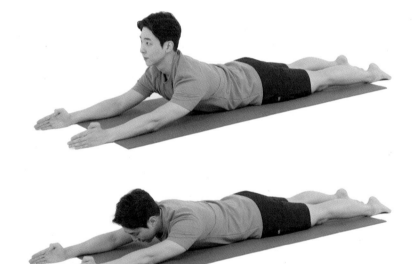

2     손날로 바닥을 누르며 상체를 올렸다 내린다
       (상체를 과하게 들어올리면 허리가 꺾여 위험하다. 허리가 꺾이지 않는 범위까지만 올린다).

- 상체 올릴 때 호흡 내쉬고, 시작 자세로 돌아오며 마신다.
- 이 동작을 8회 반복한다.

# 엎드려 팔나리 교차하며 상체 올리기

**효과** 신체 뒤쪽 근육의 기능을 향상하여 바른 자세를 만든다.

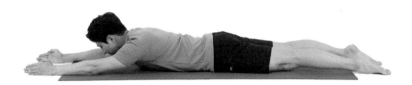

**1**  엎드려 누워 손날이 바닥에 닿도록 둔다.

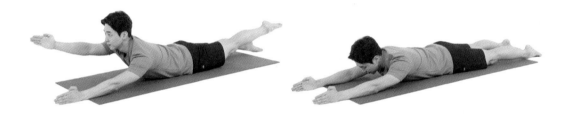

**2**  상체와 함께 오른팔과 왼쪽 다리도 올렸다 내린다
(과도하게 올리면 허리가 꺾일 수 있으니 무리 되지 않는 범위까지만 올린다).

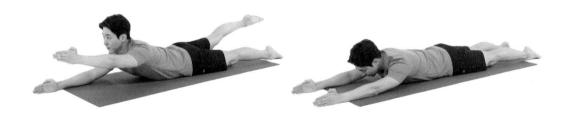

- 반대쪽도 똑같이 한다.
- 상체를 들어올릴 때 호흡 내쉬고, 시작 자세로 돌아오며 마신다.
- 이 동작을 왕복 8회 반복한다.

# 엎드려 상체 회전하며 들어올리기

**효과** 상체를 회전하는 근육의 기능을 향상하여 바른 자세를 만든다.

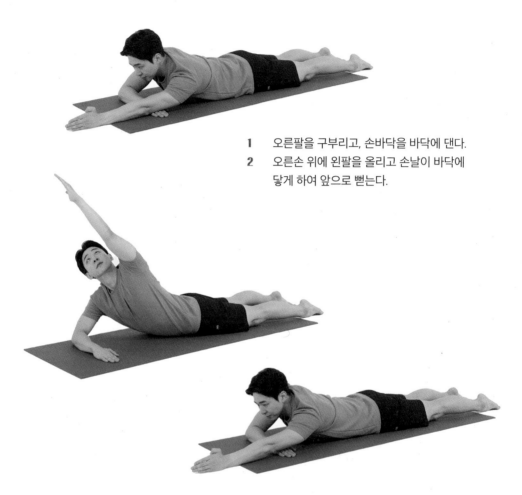

**1**  오른팔을 구부리고, 손바닥을 바닥에 댄다.

**2**  오른손 위에 왼팔을 올리고 손날이 바닥에 닿게 하여 앞으로 뻗는다.

**3**  오른 손바닥으로 바닥을 누르며 상체를 회전하며 올린다 (이때 왼팔을 위로 들어주어 등이 더욱 회전되도록 한다).

**4**  상체를 부드럽게 내리며 시작 자세로 돌아온다.

• 상체를 들어올릴 때 호흡 내쉬고, 시작 자세로 돌아오며 마신다.

• 이 동작을 한쪽당 8회 반복한다.

# 손목 꺾고 팔 올리기 (런지 자세)

**효과** 어깨, 등, 목의 불편함을 줄이고, 바른 자세를 만든다.

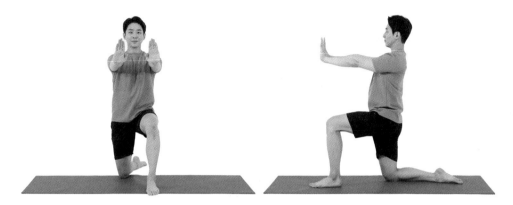

**1**  한쪽 무릎을 바닥에 대고 반무릎 자세를 취한다
(무릎이 아프다면 무릎 아래 쿠션이나 베개를 댄다).

**2**  양손을 앞으로 뻗고, 손바닥이 정면을 향하도록 손목을 당긴다.

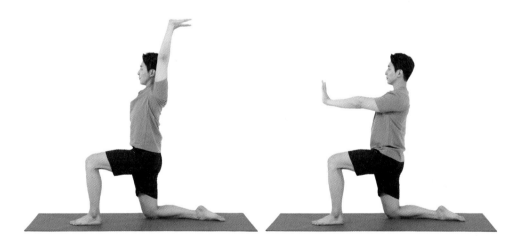

**3**  양팔을 위로 올려 등이 펴지는 걸 느낀 후 시작 자세로 돌아온다.

•  팔을 움직이는 동안 척추가 굽지 않도록 주의한다
(키가 커진다는 느낌을 계속 유지한다).

•  팔을 올릴 때 호흡 내쉬고, 시작 자세로 돌아오며 마신다.

•  이 동작을 6회 반복 후 다리를 바꿔 반대쪽도 6회 한다.

# 수요일
# 모스틱

# 네 발 자세에서 등 조였다 펼치기

**효과** 상지 관절의 불편함을 줄이고, 관절의 바른 정렬을 만든다.

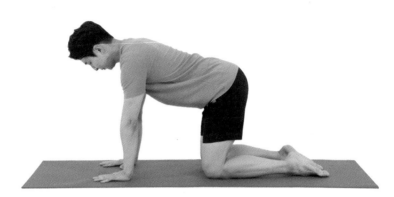

**1** 네 발 자세를 취한다.

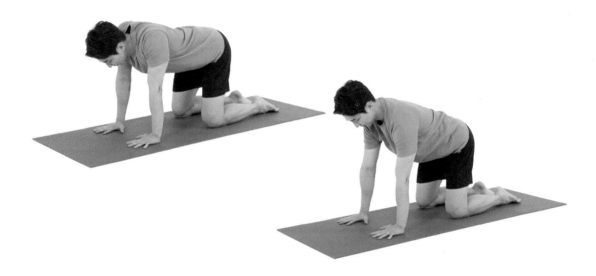

**2** 날개뼈가 모이도록 등을 조인 후, 날개뼈가 벌어지도록 등을 편다.

- 등을 조일 때 호흡 마시고, 등을 펼 때 내쉰다.
- 이 동작을 8회 반복한다.

# 손으로 바닥 밀어 무릎 당기기

**효과** 상하지 관절의 불편함을 줄이고, 관절의 바른 정렬을 만든다.

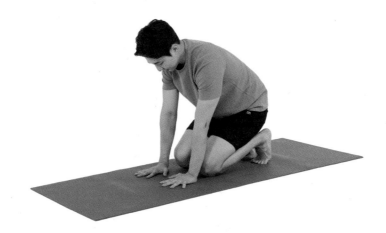

**1**    뒤꿈치를 든 채로 무릎을 꿇고 앉아, 무릎 앞쪽 바닥에 손바닥을 댄다.

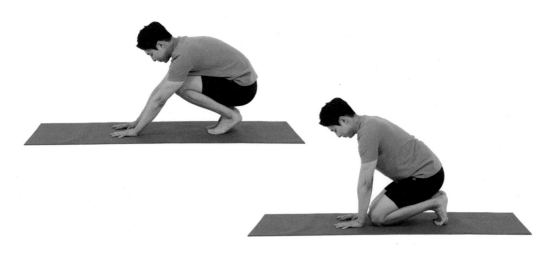

**2**    손바닥으로 바닥을 밀며 무릎을 가슴 쪽으로 당겼다가 부드럽게 무릎을 내려
       시작 자세로 돌아온다.

•    손바닥으로 바닥을 밀 때 호흡을 내쉬고, 시작 자세로 돌아오며 마신다.

•    이 동작을 8회 반복한다.

# 한 손으로 바닥 지지하기

**효과** 상하지 관절의 불편함을 줄이고, 관절의 바른 정렬을 만든다.

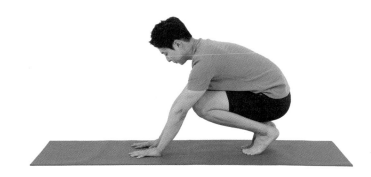

1　뒤꿈치를 든 채로 무릎을 꿇고 앉아, 무릎 앞쪽 바닥에 손바닥을 댄다.
2　손바닥으로 바닥을 밀어 무릎을 들어올린다.

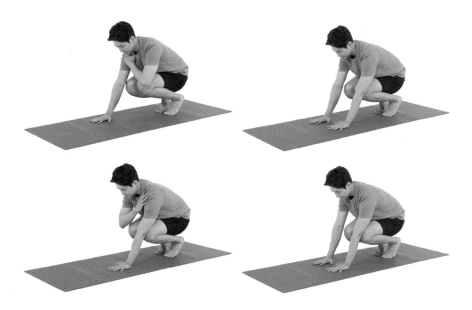

3　한쪽 손을 들어 반대쪽 어깨에 대고 3초간 버틴 후 내려놓는다.

• 　반대쪽도 똑같이 한다.
• 　손을 올릴 때 호흡 내쉬고, 시작 자세로 돌아오며 마신다.
• 　이 동작을 왕복 8회 반복한다.

# 다리 펴고 누워 한쪽 무릎 당기기

**효과** 골반의 불편함을 줄이고, 관절의 바른 정렬을 만든다.

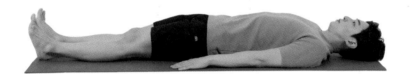

1    천장을 보고 편안하게 눕는다.

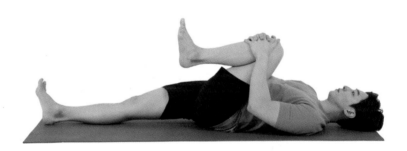

2    한쪽 다리를 들고 정강이 앞에 깍지를 껴 가슴으로 당긴다.
3    10초간 스트레칭하며, 편안하게 호흡한다.

•    반대쪽도 똑같이 한다.

# 다리 펴고 누워 한쪽 골반 열기

**효과** 고관절의 불편함을 줄이고, 관절의 바른 정렬을 만든다.

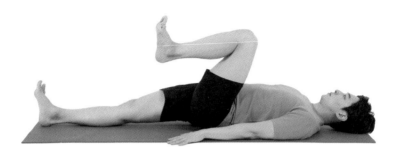

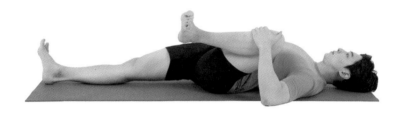

1  왼쪽 다리를 든다.
2  왼손으로 정강이를 잡고, 왼쪽 팔꿈치를 바닥에 대어 골반을 열어준다.
3  골반이 열리는 느낌을 느끼며 10초간 스트레칭한다.

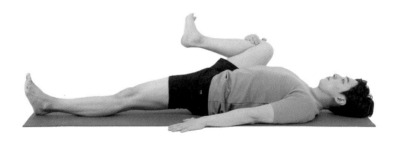

- 편안하고 자연스럽게 호흡한다.
- 반대쪽도 똑같이 한다.

# 누워서 와이퍼 운동

**효과** 골반의 불편함을 줄이고, 관절의 바른 정렬을 만든다.

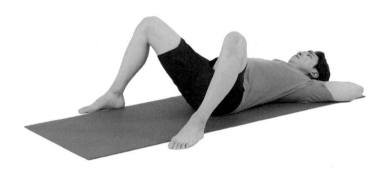

**1** 무릎을 세우고 눕는다.
**2** 다리를 골반보다 넓게 벌리고, 손깍지 껴 뒤통수에 댄다.

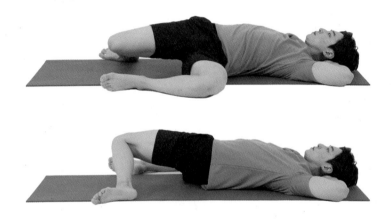

**3** 자동차 와이퍼 움직이듯 다리를 좌우로 움직인다.

- 다리를 움직일 때 양쪽 팔꿈치가 바닥에서 들리지 않도록 주의한다.
- 호흡은 자연스럽고 편안하게 한다.
- 이 동작을 왕복 8회 반복한다.

# 팔 올려 엄지 바닥에 닿기

**효과** 어깨의 불편함을 줄이고, 코어 기능을 향상한다.

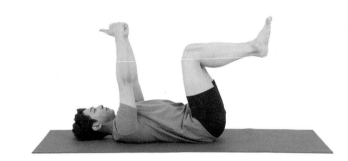

1 천장을 보고 누워 팔과 다리를 든다.
2 양쪽 엄지를 편다.

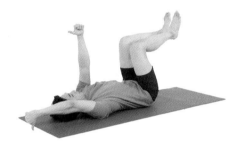

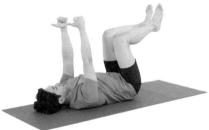

3 엄지손가락이 바닥에 닿도록 오른팔을 내렸다 올린다(이때 허리가 바닥에서 뜨지 않도록 허리로 바닥을 지그시 누른다).

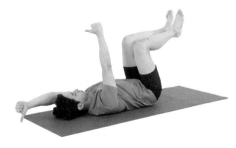

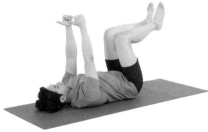

- 팔을 내릴 때 호흡 내쉬고, 시작 자세로 돌아오며 마신다.
- 반대쪽도 똑같이 한다.
- 이 동작을 왕복 8회 반복한다.

# 발날로 바닥 누르며 엉덩이 올리기

**효과** 골반의 불편함을 줄이고, 관절의 바른 정렬을 만든다.

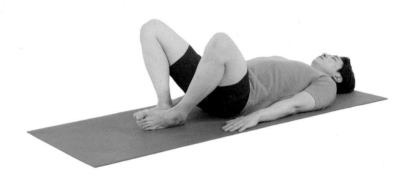

1 천장을 보고 눕는다.
2 양쪽 발바닥을 맞대고 발날이 바닥에 닿도록 둔다.

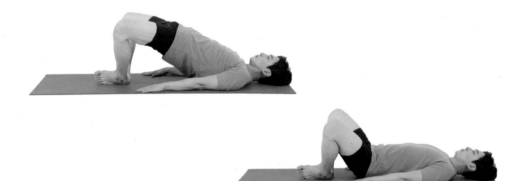

3 발날로 바닥을 눌러 엉덩이를 올렸다 내린다.

- 일반 브릿지 운동에 비해 균형잡기가 어렵다. 골반이 흔들리지 않도록 노력한다.
- 엉덩이 올릴 때 호흡 내쉬고, 내릴 때 마신다.
- 이 동작을 8회 반복한다.

# 팔다리 들고 누워 반대쪽 팔다리 내리기

**효과** 고관절과 어깨의 움직임을 향상하고, 코어의 기능을 강화한다.

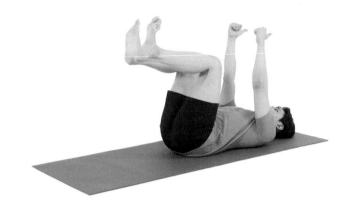

**1** 천장을 보고 누워 팔다리를 모두 올린다.

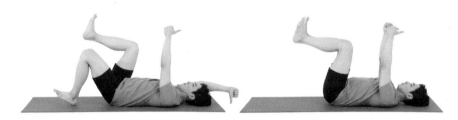

**2** 왼쪽 다리와 오른팔을 내렸다 올린다
(이때 허리가 바닥에서 뜨지 않도록 허리로 바닥을 지그시 누른다).

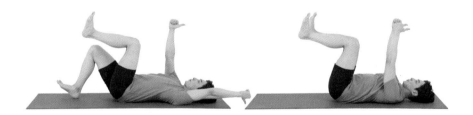

- 팔다리를 내릴 때 호흡 내쉬고, 시작 자세로 돌아오며 마신다.
- 반대쪽도 똑같이 한다.
- 이 동작을 왕복 8회 반복한다.

# 엉덩이 들고 한발씩 빼기

**효과** 골반의 불편함을 줄이고, 관절의 바른 정렬을 만든다.

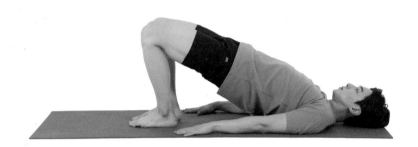

1      엉덩이를 올려 브릿지 자세를 취한다.

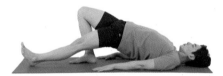
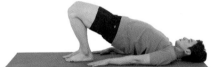

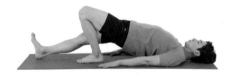
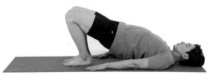

2      한발을 길게 뻗어 뒤꿈치를 바닥에 댄 후 시작 자세로 돌아온다.

- 다리를 움직이는 동안 골반이 흔들리지 않도록 노력한다.
- 다리를 뻗을 때 호흡 내쉬고, 시작 자세로 돌아오며 마신다.
- 이 동작을 왕복 8회 반복한다.

# 공처럼 구르기

효과  코어의 기능을 향상한다.

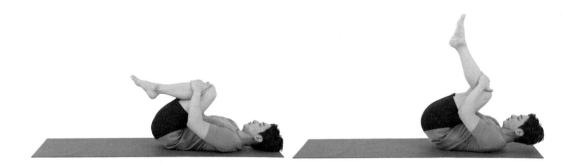

**1**  천장을 보고 누워 다리를 가슴 쪽으로 당긴다.

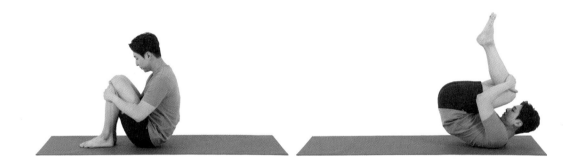

**2**  반동을 이용하여 공이 구르듯 몸을 앞뒤로 굴린다.

- 딱딱한 바닥에서 하면 척추가 아플 수 있으니 충분히 두꺼운 매트에서 한다.
- 등을 동그랗게 말아야 부드럽게 구를 수 있다.
- 앞쪽으로 굴러 일어날 때 호흡 내쉬고, 뒤로 굴러 누울 때 마신다.
- 이 동작을 10회 반복한다.

# 무릎 꿇고 팔 당기며 천장 보기

**효과** 어깨, 등, 목의 불편함을 줄이고, 바른 자세를 만든다.

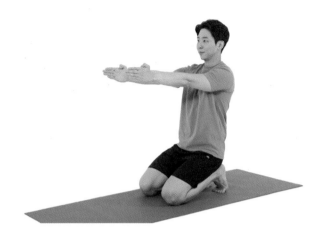

1    무릎을 꿇고 앉아 양팔을 앞쪽으로 뻗는다.

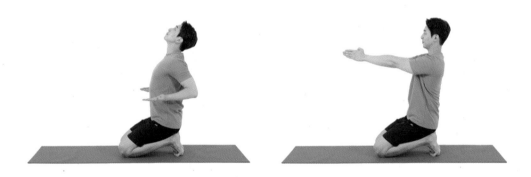

2    팔을 당기며 고개를 들어 위쪽을 본다(손바닥이 위쪽을 향하도록 팔을 당기며 가슴을 편다. 이렇게 하면 등이 펴지는 효과가 높아진다).

3    시작 자세로 부드럽게 돌아온다.

• 팔을 당길 때 호흡 마시고, 시작 자세로 돌아오며 내쉰다.

• 이 동작을 6회 반복한다.

# 무릎으로 서서 팔 당기며 천장 보기

**효과** 코어의 기능을 강화하고, 목, 어깨, 등의 불편함을 줄인다.

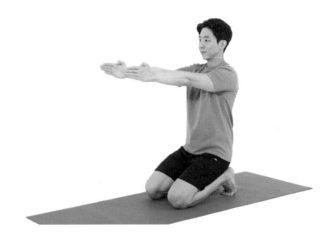

1    뒤꿈치를 든 채로 무릎을 꿇고 앉아 양팔을 앞쪽으로 뻗는다.

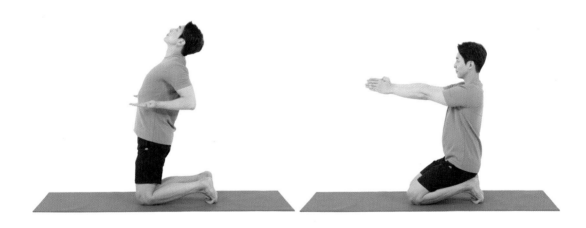

2    엉덩이를 들며 팔을 당기고 위쪽을 본다(손바닥이 위쪽을 향하도록 팔을 당기며 가슴을 편다, 이렇게 하면 등이 펴지는 효과가 높아진다).

3    시작 자세로 부드럽게 돌아온다.

- 엉덩이를 올릴 때 호흡 내쉬고, 시작 자세로 돌아오며 마신다.
- 이 동작을 6회 반복한다.

# 목요일
# 모스틱

# 바르게 누워 목 회전하기

**효과** 목의 불편함을 줄이고, 관절의 바른 정렬을 만든다.

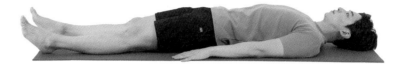

**1**  천장을 보고 편안하게 눕는다.

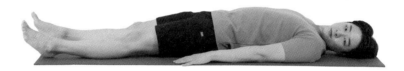

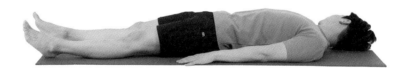

**2**  머리를 좌우로 부드럽게 회전한다.

● 오른쪽 볼 때 호흡 내쉬고, 왼쪽 볼 때 마신다
   (혹은 반대로 해도 괜찮다. 호흡을 참지 않고 자연스럽게 하는 게 중요하다).

● 이 동작을 왕복 8회 반복한다.

# 누워서 무릎 당기고 발목 당겼다 펴기

**효과** 발목의 불편함을 줄이고, 관절의 바른 정렬을 만든다.

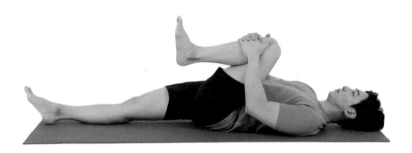

1  천장을 보고 눕는다.
2  한쪽 다리를 들어 정강이 앞에 깍지를 끼고 가슴 쪽으로 당긴다.

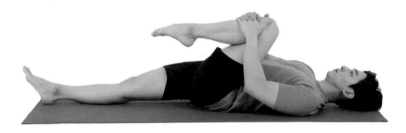

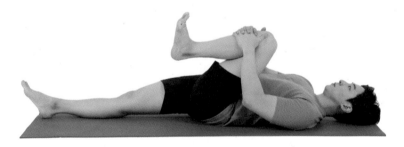

3  발목을 폈다 당겼다 반복한다.

- 발목을 제외한 다른 관절이 움직이지 않도록 주의한다.
- 발목을 펼 때 호흡 내쉬고, 당길 때 마신다.
- 이 동작을 한쪽당 8회 반복한다.

# 누워서 무릎 당기고 발가락 오므렸다 펴기

**효과** 발가락과 발바닥의 불편함을 줄이고, 관절의 바른 정렬을 만든다.

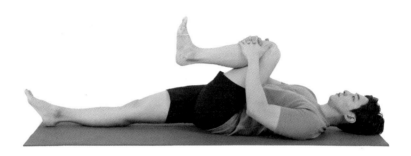

1   천장을 보고 눕는다.
2   한쪽 다리를 들고 정강이 앞에 깍지 껴 가슴 쪽으로 당긴다.

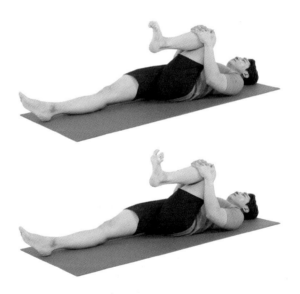

3   주먹을 쥐듯 발가락을 오므렸다가, 발가락 사이사이가 벌어지도록 편다.

•   처음에는 발가락을 움직이는 게 쉽지 않다. 꾸준한 연습을 통해 움직일 수 있으니 포기하지 않는다.
•   발가락을 오므릴 때 호흡 내쉬고, 펼 때 마신다.
•   이 동작을 한쪽당 10회 반복한다.

# 무릎 접고 누워 천장으로 다리 뻗기

**효과** 골반과 하지의 불편함을 줄이고, 관절의 바른 정렬을 만든다.

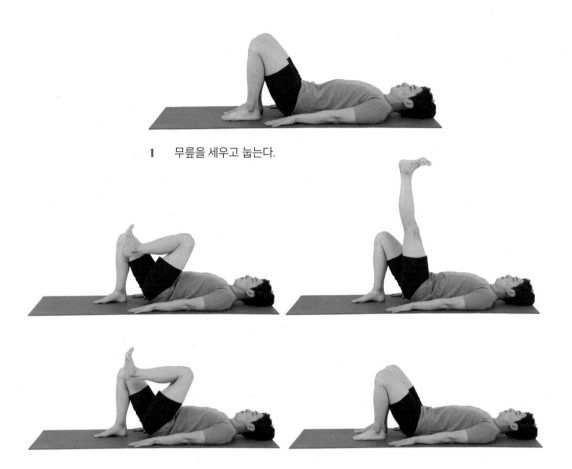

**1**  무릎을 세우고 눕는다.

**2**  한쪽 다리를 들어 천장 방향으로 뻗었다가 다시 무릎을 접으며 시작 자세로 돌아온다.

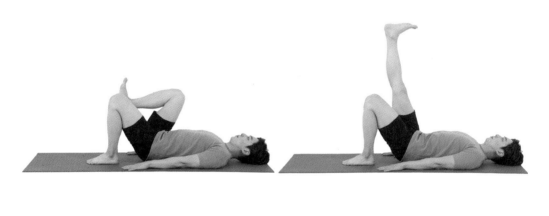

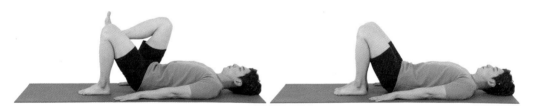

- 다리가 완전히 펴지지 않아도 괜찮으니, 할 수 있는 범위에서 꾸준히 한다. 꾸준하면 결국 된다.
- 다리를 천장 방향으로 뻗을 때 호흡 내쉰다.
- 반대쪽도 똑같이 한다.
- 이 동작을 왕복 8회 반복한다.

# 다리 펴고 누워 천장으로 다리 뻗기

**효과** 골반과 하지의 불편함을 줄이고, 관절의 바른 정렬을 만든다.

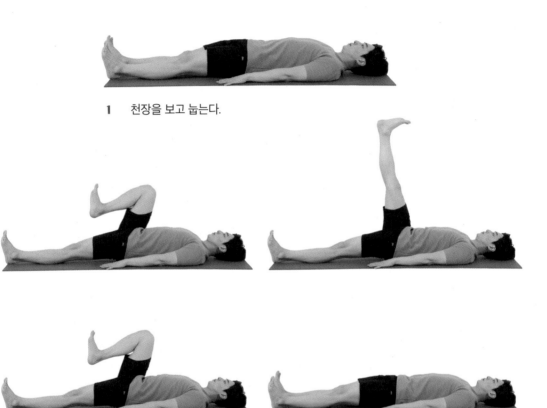

**1**    천장을 보고 눕는다.

**2**    오른다리를 들어 천장으로 뻗은 후 다시 다리를 접어 내려놓는다.

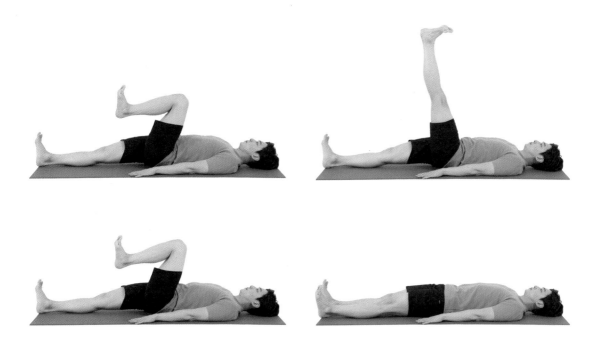

- 다리를 천장 방향으로 뻗을 때 호흡을 내쉰다.
- 다리가 완전히 펴지지 않아도 좋으니 할 수 있는 범위에서 최선을 다한다.
- 반대쪽도 똑같이 한다.
- 이 동작을 왕복 8회 반복한다.

# 다리 펴고 누워 옆쪽으로 다리 뻗기

**효과** 골반과 하지의 불편함을 줄이고, 관절의 바른 정렬을 만든다.

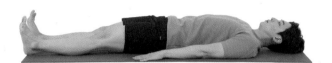

**1**  천장을 보고 눕는다.

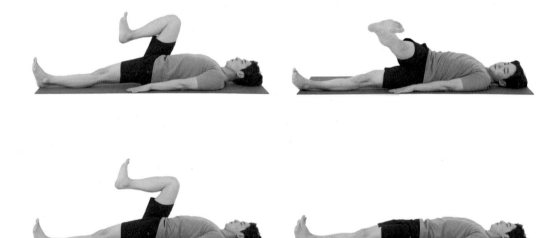

**2**  오른다리를 들어 왼쪽으로 뻗었다가 다시 다리를 접어 내려놓는다.

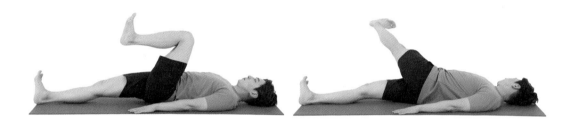

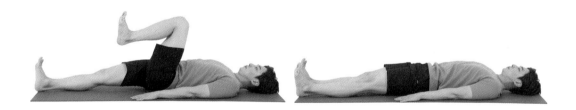

- 다리를 뻗을 때 호흡을 내쉰다.
- 반대쪽도 똑같이 한다.
- 이 동작을 왕복 8회 반복한다.

# 한쪽 무릎 당기고 반대쪽 다리 내렸다 올리기

**효과** 골반의 불편함을 줄이고, 관절의 바른 정렬을 만든다.

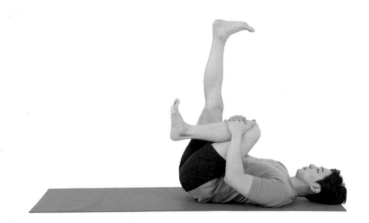

1 천장을 보고 눕는다.
2 왼쪽 정강이에 깍지를 끼고 가슴 쪽으로 당긴다.
3 오른다리는 천장으로 뻗는다.

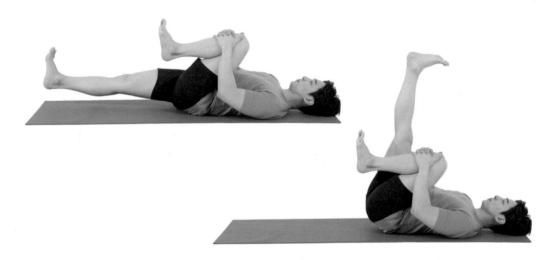

4 오른다리를 부드럽게 내렸다 올린다.

- 다리를 내릴 때 호흡 내쉬고, 올릴 때 마신다.
- 이 동작을 한쪽당 8회 반복한다.

# 무릎 꿇고 등 굽혔다 펴기

**효과** 허리를 안전하게 보호하고, 등의 움직임을 부드럽게 만든다.

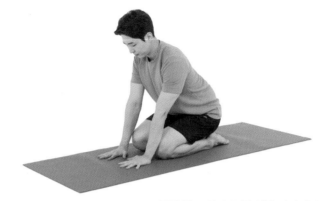

1     무릎 꿇고 앉아 무릎 앞쪽 바닥에 손을 둔다.

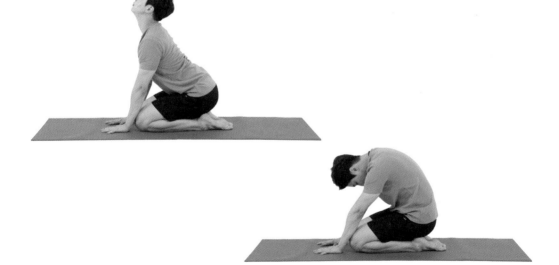

2     천장을 보며 등을 편 후 배꼽을 보며 등을 말아준다.

●     천장을 볼 때 호흡 마시고, 배꼽 볼 때 호흡 내쉰다.
●     이 동작을 8회 반복한다.

# 네 발 자세에서 척추 굽혔다 펴기

**효과** 척추의 불편함을 줄이고, 관절의 바른 정렬을 만든다.

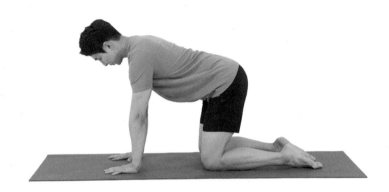

**1**    네 발 자세를 취한다.

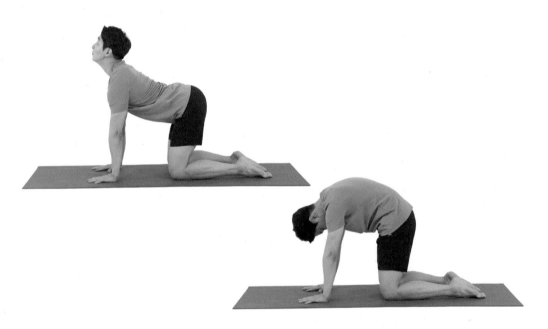

**2**    천장을 보며 등을 편 후, 배꼽을 보며 등을 말아준다.

- 천장을 볼 때 호흡 마시고, 배꼽 볼 때 호흡 내쉰다.
- 이 동작을 8회 반복한다.

# 세 발 자세에서 팔꿈치 위쪽으로 찌르기

**효과** 신체 전반의 기능을 향상한다. 바른 자세를 만든다.

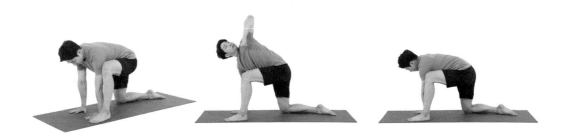

1   네 발 자세에서 왼발을 왼손 옆에 둔다.
2   팔꿈치로 천장을 찌르듯 등을 부드럽게 회전한 후 시작 자세로 돌아온다.

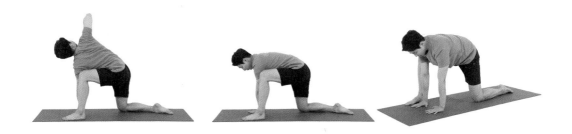

- 등을 회전할 때 호흡 내쉬고, 시작 자세로 돌아올 때 마신다.
- 다리를 바꿔 오른발을 앞에 두고 똑같이 반복한다.
- 이 동작을 왕복 6회 반복한다.

# 신박스 스쿼트 (shin box squat)

**효과** 골반과 허리의 불편함을 줄이고, 관절의 바른 정렬을 만든다.

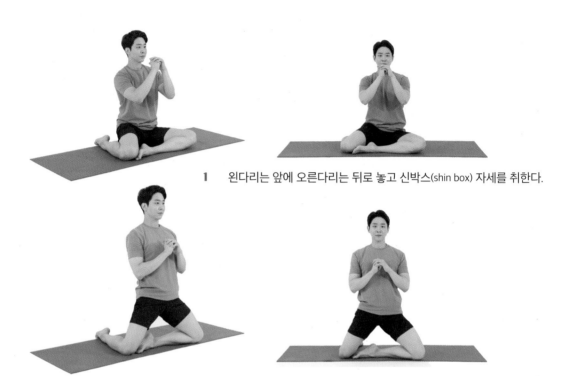

**1** 왼다리는 앞에 오른다리는 뒤로 놓고 신박스(shin box) 자세를 취한다.

**2** 양쪽 무릎으로 바닥을 누르며 몸을 일으킨 후

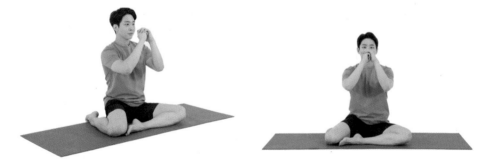

**3** 천천히 엉덩이를 내리며 시작 자세로 돌아온다.

- 몸을 일으킬 때 호흡 내쉬고, 시작 자세로 돌아오며 마신다.
- 8회 반복 후 신박스 자세를 반대(오른발이 앞, 왼발이 뒤)로 취해 8회 반복한다.

# 금요일
# 모스틱

# 다리 펴고 앉아 발목 회전하기

**효과** 발목의 불편함을 줄이고, 관절의 바른 정렬을 만든다.

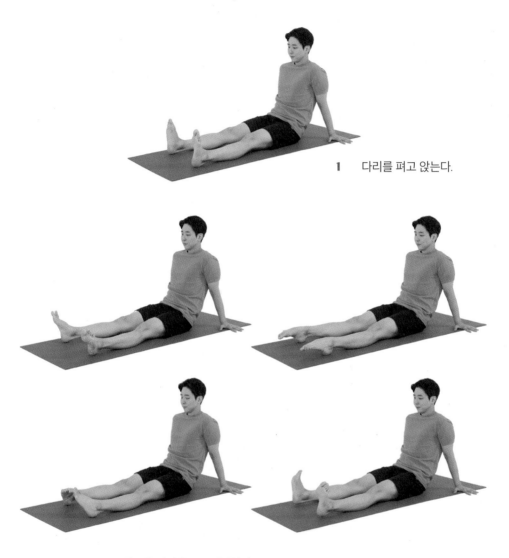

**1** 다리를 펴고 앉는다.

**2** 발목을 바깥쪽으로 회전한다.

- 발목을 제외한 다른 관절이 움직이지 않도록 주의한다.
- 호흡은 자연스럽고 편안하게 한다.
- 바깥쪽으로 8회 회전 후 안쪽으로 8회 회전한다.

# 다리 펴고 앉아 발가락 오므렸다 펴기

**효과** 발가락과 발바닥의 불편함을 줄이고, 관절의 바른 정렬을 만든다.

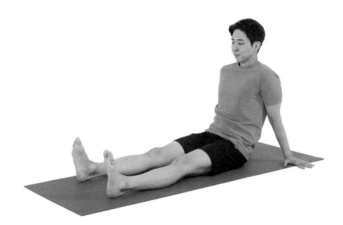

1  다리를 펴고 앉는다.

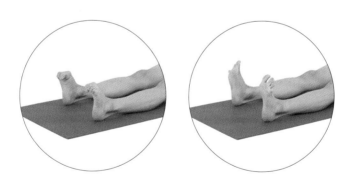

2  발가락으로 주먹을 쥐듯 오므렸다가, 발가락 사이사이가 벌어지도록 편다.

•  처음에는 발가락을 움직이는 게 어려울 수 있다. 잘 되지 않더라도 포기하지 말고 최선을 다한다.

•  발가락을 오므릴 때 호흡 내쉬고, 발가락 펼 때 마신다.

•  이 동작을 10회 반복한다.

# 종아리 슬라이딩

**효과** 하지의 불편함을 줄이고, 관절의 바른 정렬을 만든다.

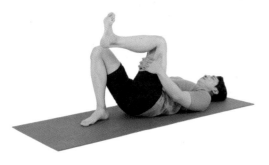

1 무릎을 세우고 눕는다.
2 한쪽 다리를 들고 허벅지 뒤쪽에 깍지를 낀다.
3 들어올린 다리의 발목을 당긴다.

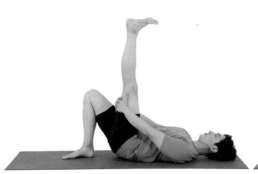
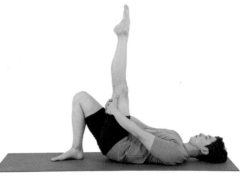

4 발목을 당긴 상태에서 무릎을 편 후 발목도 편다.
5 다시 발목을 당기고 무릎을 접어 시작 자세로
  돌아온다.

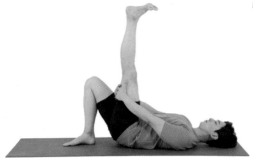
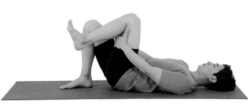

- 무릎과 발목이 완전히 펴지지 않아도 좋으니
  할 수 있는 범위에서 최선을 다한다.
- 호흡은 자연스럽고 편안하게 한다.
- 이 동작을 한쪽당 8회 반복한다.

# 피겨 4 스트레칭 (figure 4 stretching)

**효과** 골반의 불편함을 줄이고, 관절의 바른 정렬을 만든다.

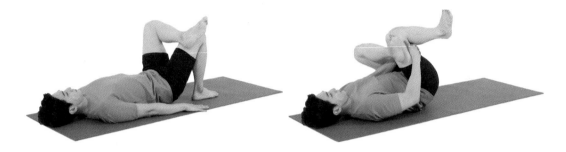

| 1 | 무릎을 세우고 누워 왼쪽 발목을 오른쪽 무릎 위에 올린다. |
| 2 | 오른쪽 허벅지 뒤쪽에 깍지를 끼고 다리를 가슴 쪽으로 당긴다. |

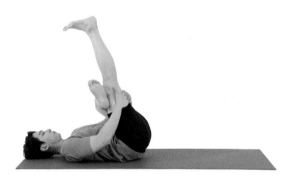

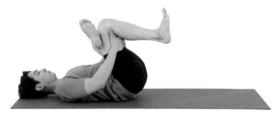

3     오른쪽 무릎을 펴 다리를 천장 쪽으로 뻗었다가
       시작 자세로 돌아온다.

- 다리를 뻗을 때 호흡 내쉬고, 시작 자세로 돌아오며
  마신다.
- 이 동작을 한쪽당 8회 반복한다.

# 명치 들어올리기

**효과** 등과 어깨의 불편함을 줄이고, 관절의 바른 정렬을 만든다.

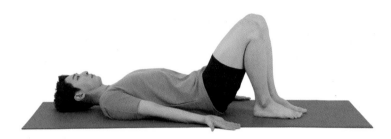

1 무릎을 세우고 눕는다.
2 손바닥이 천장을 향하도록 둔다.

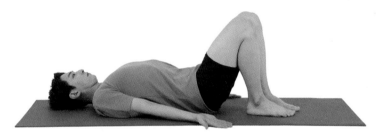

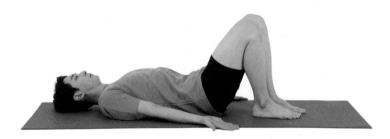

3 호흡을 마시며 명치를 천장 쪽으로 들어올린다(가슴이 펴지는 느낌).
4 호흡 내쉬며 자연스럽게 시작 자세로 돌아온다.

• 처음에는 명치를 움직이기가 어렵다. 연습을 통해 반드시 좋아질 수 있으니 포기하지 않는다.
• 이 동작을 8회 반복한다.

# 팔꿈치 바닥에 고정하고 뒤꿈치 눌러

# 엉덩이 올리기

**효과** 신체 뒤쪽 근육의 기능을 향상하여 바른 자세를 만든다.

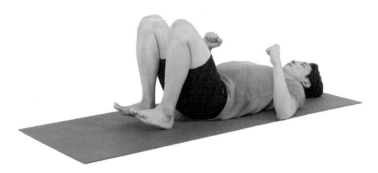

1    무릎을 세우고 눕는다.
2    발목을 당겨 뒤꿈치만 바닥에 댄다.
3    팔을 구부리고, 팔꿈치로 바닥을 지그시 눌러 등에 힘을 준다.

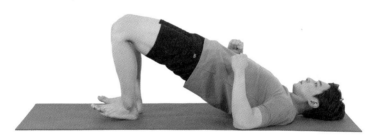

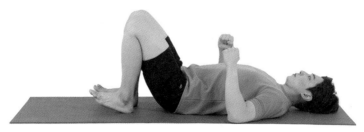

4    뒤꿈치로 바닥을 눌러 엉덩이를 올렸다 내린다
     (이때 팔꿈치로 바닥을 계속 눌러 등의 힘을 유지한다).

•    엉덩이를 올릴 때 호흡 내쉬고, 내릴 때 마신다.
•    이 동작을 8회 반복한다.

# 엉덩이 들고 한발씩 올리기(팔꿈치와 뒤꿈치 바닥에 고정)

**효과** 골반의 불편함을 줄이고, 관절의 바른 정렬을 만든다.

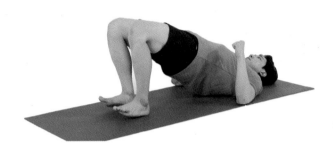

**1** 팔꿈치로 바닥을 눌러 등에 힘을 준 뒤 뒤꿈치로 바닥을 눌러 브릿지 자세를 취한다.

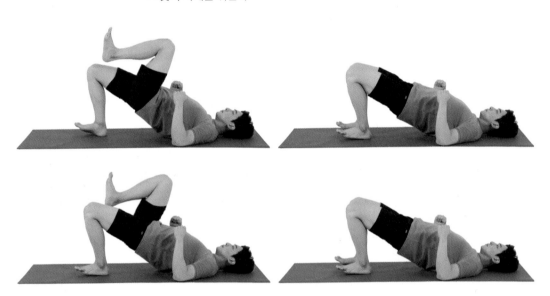

**2** 브릿지 자세를 유지하며 한발씩 올렸다 내린다.
**3** 다리를 움직이는 동안 양쪽 팔꿈치로 바닥을 계속 눌러 등의 힘을 유지한다 (너무 강하게 누르면 몸에 무리가 될 수 있으니 지그시 누른다).

- 다리를 움직이는 동안 골반이 흔들리지 않도록 노력한다.
- 다리 올릴 때 호흡 내쉬고, 내릴 때 마신다.
- 이 동작을 왕복 6회 반복한다.

# 땅 짚고 손목 신전하기

**효과** 손목의 불편함을 줄이고, 관절의 바른 정렬을 만든다.

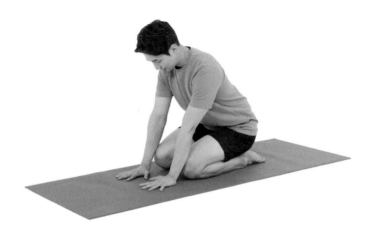

| | |
|---|---|
| **1** | 무릎을 꿇고 앉는다. |
| **2** | 손가락이 정면을 향하도록 하여 무릎 앞쪽 바닥에 손을 둔다. |

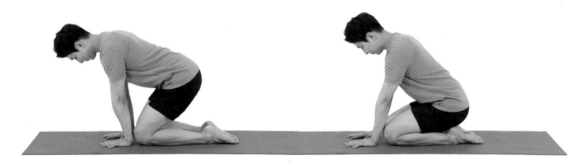

**3**  체중을 앞으로 실으며 손목을 부드럽게 신전한 뒤 시작 자세로 돌아온다.

• 손목은 연약한 관절이므로 편안한 범위에서 움직인다.

• 체중을 앞으로 실으며 호흡 내쉬고, 시작 자세로 돌아오며 마신다.

• 이 동작을 8회 반복한다.

# 땅 짚고 손목 회전하기

**효과** 손목의 불편함을 줄이고, 관절의 바른 정렬을 만든다.

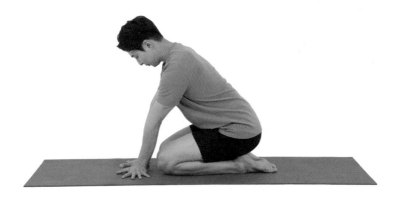

**1** 무릎을 꿇고 앉는다.

**2** 손가락이 바깥쪽을 향하게 하여 무릎 앞쪽 바닥에 손을 둔다.

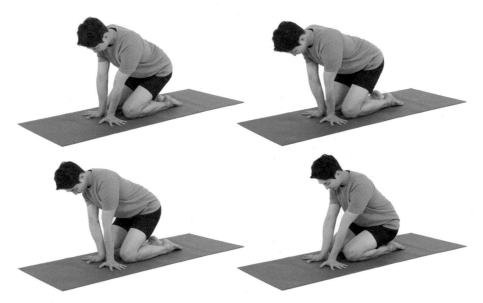

**3** 손을 중심에 놓고 몸으로 원을 그리듯 몸통을 회전한다.

- 손목은 연약한 관절이므로 통증이 없는 범위에서 부드럽게 움직인다.

- 호흡은 자연스럽고 편안하게 한다.

- 왼쪽으로 6회 회전 후 오른쪽으로도 6회 회전한다.

# 동적 다운독 스트레칭

**효과** 전신 관절의 기능을 향상하여 바른 자세를 만든다.

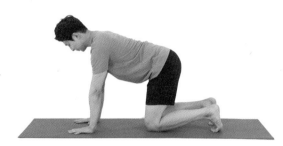

**1** 네 발 자세를 취한다.

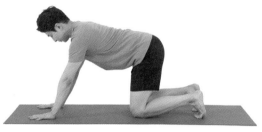

**2** 무릎과 손 사이 간격이 멀어지도록 양손을 한 뼘 앞으로 이동한다.

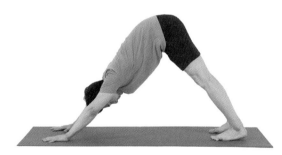

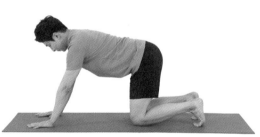

**3** 엉덩이를 올리며 몸을 ㅅ(시옷) 모양으로 만든 뒤 엉덩이를 내려 시작 자세로 돌아온다 (엉덩이를 올릴 때 손으로 바닥을 강하게 지지한다).

- 엉덩이 올릴 때 호흡 내쉬고, 시작 자세로 돌아오며 마신다.
- 이 동작을 8회 반복한다.

# 전신 관절 협응 운동

**효과** 전신 관절의 기능을 향상하여 바른 자세를 만든다.

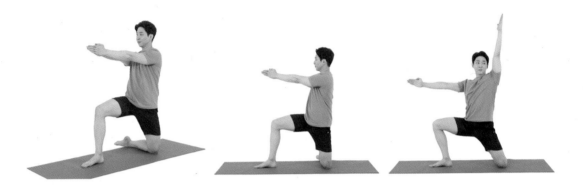

**1** 무릎 서기 자세에서 오른다리를 90도로 세운다.

**2** 오른쪽으로 팔을 들어 앞으로 나란히 하고, 손바닥을 맞댄다.

**3** 오른 무릎을 앞으로 밀면서 구부리고, 왼팔을 뒤쪽으로 크게 회전한다
(오른쪽 뒤꿈치가 지면에서 들리지 않도록 주의한다).

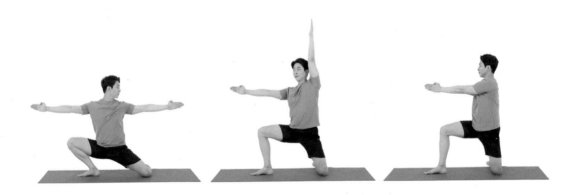

**4** 왼팔을 앞쪽으로 크게 회전하며 시작 자세로 돌아온다.

• 무릎 구부릴 때 호흡 내쉬고, 시작 자세로 돌아오며 마신다.

• 이 동작을 한쪽당 8회 반복한다.

**MOSTIC**
모스틱, 자세를 만듭니다

수십 명의 운동 동영상을 봤지만 이렇게 쉽고 간단한 방법으로 통증을 사라지게 하는 영상은 모스틱뿐이네요. 굿! 하루 일과를 마치고 취침 전 네다섯 개씩 따라 하면 정말 온몸이 그짓말처럼 풀립니다. 한의원 침 치료나 수기 마사지로는 느낄 수 없는 개운함! 너무너무 감사합니다. 유튜브까지 찾아서 보고 따라 하는 구독자가 되었고 이렇게 DM 남기는 것도 처음이네용~ 나중엔 코어 근력 만드는 영상 같은 것도 올려 주세요. 😊 - welcome **

오늘도 완료했어요. ^^ 3주 정도 꾸준히 하고 있는데 댓글은 최근에 남기기 시작했어요. 자세 교정 덕분인지 걷다가 바른 자세로 걷고 있는 저를 보고 흠칫 놀랐어요. 발뒤꿈치부터 일자로 걷고 있더라고요. 라운드숄더가 심했는데 점점 교정되는 게 눈에 보이고요~~ 짧은 시간이지만 매일 하니 역시 도움이 되나 봐요. 선생님 정말 감사합니다!! - 째리**

올려 주시는 모든 콘텐츠가 너무 좋아요!! 진짜 집에서 초보가 혼자 따라 하기에 무리도 없고 복잡하지 않아서 늘 운동 영상만 보고 넘겼던 제가 직접 하나하나 따라 해 보게 되더라고요. 하고 나면 시원하고 뿌듯한 건 당연하고요! 기숙사에 살아서 공간이 무척 협소한데도 따라하기에 무리가 없는 운동이 많은 것도 정말 좋아요~! - yehyeon **

3주차 첫날입니다. 1~2주 하면서 뻣뻣한 몸들이 풀어지고 균형이 맞춰지고 있어요. 목디스크, 라운드숄더, 어깨통증으로 고생하고 있어서 장기적으로 전신 교정 생각하고 있는데 1, 2주차 끝나고 조금씩 호전되는 게 느껴집니다. 알려주시는 운동들 감사히 잘 따라 하겠습니다. - 박경*

더 다양한 모스틱 프로그램을 원한다면
유튜브에 '**모스틱 자세연구소**'를 검색하라.
매우 다양한 모스틱 프로그램을 배울 수 있다.